ÉTUDE CLINIQUE

SUR QUELQUES

LÉSIONS CUTANÉES DES MEMBRES VARIQUEUX

(ECZÉMA — SYPHILIS — ECTHYMA)

PAR

Le Docteur A. BROCA

Ex-interne des hôpitaux
Prosecteur à la Faculté
Membre de la Société anatomique et de la Société clinique

PARIS

G. STEINHEIL, ÉDITEUR

SUCCESSEUR DE H. LAUWEREYNS

2, RUE CASIMIR-DELAVIGNE, 2

1886

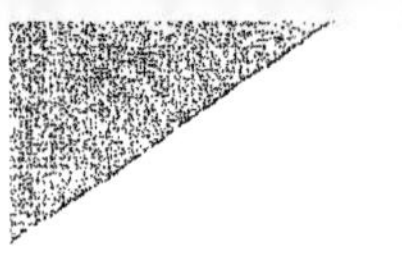

ÉTUDE CLINIQUE

SUR QUELQUES

LÉSIONS CUTANÉES DES MEMBRES VARIQUEUX

(ECZÉMA — SYPHILIS — ECTHYMA)

ÉTUDE CLINIQUE

SUR QUELQUES

LÉSIONS CUTANÉES DES MEMBRES VARIQUEUX

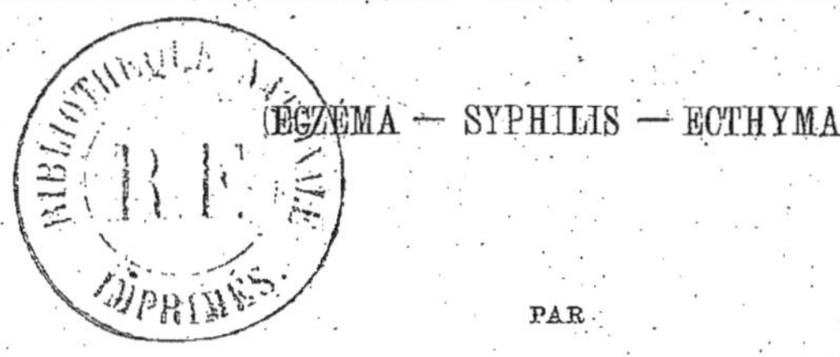

(EGZÉMA — SYPHILIS — ECTHYMA)

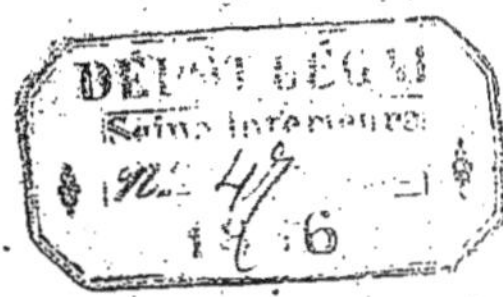

PAR

Le Docteur A. BROCA

Ex-interne des hôpitaux
Prosecteur à la Faculté
Membre de la Société anatomique et de la Société clinique

PARIS

G. STEINHEIL, ÉDITEUR

SUCCESSEUR DE H. LAUWEREYNS

2, RUE CASIMIR-DELAVIGNE, 2

1886

LÉSIONS CUTANÉES DES MEMBRES VARIQUEUX

(ECZÉMA — SYPHILIS — ECTHYMA)

AVANT PROPOS

Il est des varices qui constituent à peine une infirmité, d'autres qui peuvent conduire à la mort, et tous les intermédiaires existent entre ces deux extrêmes. Parmi les complications qu'elles sont susceptibles de présenter, les ulcères de jambe sont étudiés depuis fort longtemps, mais c'est depuis une dizaine d'années seulement que la pathogénie de ces ulcères a commencé à être élucidée. Aujourd'hui, la nature du terrain sur laquelle la lésion évolue est assez bien connue, mais en général on s'occupe peu de la nature primitive de cette lésion. John Gay (1878) a raison de dire : « Je ne pense pas qu'il existe une notion claire sur la distinction spécifique entre les ulcères variqueux et les autres ulcères de la jambe, siège favori des ulcères de diverses variétés et sur le moyen de la diagnostiquer ». Il est vrai que si, dans la suite de son article, l'auteur développe quelques considérations sur les causes mécaniques, dues à la disposition des valvules, grâce auxquelles les ulcères variqueux ont certains sièges de prédilection, il garde un silence complet sur la diversité possible de la lésion première.

La question avait été mieux posée, dès 1835, par J.-C, Spender, dans un travail peu connu en France et que je vais résumer rapidement. Les ulcères de jambe, dit-il, ont une grande fréquence, souvent expliquée par la déclivité du membre, par son éloignement du centre circulatoire ; par son exposition facile aux traumatismes. Mais ces conditions existent chez tous les sujets. Il faut donc une autre explication, et on la trouve dans une altération pathologique palpable, dans l'état variqueux des veines. Et pour comprendre la production des varices, la gêne naturelle de la circulation des membres inférieurs ne suffit pas davantage. Il faut y joindre où bien un arrêt mécanique de la circulation veineuse par obstacle accidentel ; ou bien un affaiblissement par cause interne de la paroi vasculaire. Les varices sont un fait capital dans la pathologie des ulcères de jambe ; elles n'en sont pas la conséquence (comme on le disait couramment alors), mais la cause. Elles donnent lieu à des inflammations veineuses et peri-veineuses d'où résulte tantôt un amincissement extrême de la peau, tantôt son épaississement, avec état spongieux. D'autre part la circulation est gênée, le membre s'infiltre, sa vitalité diminue et, avec elle, sa résistance aux traumatismes ; cela peut aller jusqu'à la production spontanée d'ulcères. Mais souvent les varices seront perdues dans l'empâtement qu'elles provoquent et c'est pour cela que Bell, Underwood, E. Home méconnaissent leur fréquence.

En outre, bien des affections éruptives surviennent sur les jambes plus souvent qu'ailleurs, et cela est dû aux varices. Cette opinion est exprimée avec une netteté absolue (p. 51) : « Les jambes sont, comme le reste du corps, le siège d'ulcères spécifiques, résultant d'une infection de l'organisme. La raison qui fait localiser ces ulcères aux membres inférieurs de préférence aux autres parties du corps peut être due à la coïncidence des deux causes exposées ci-dessus. L'exposition du membre aux violences extérieures le rend sujet aux blessures tandis que la présence des varices le rend enclin à s'ulcérer ; et une blessure ou un ulcère une fois formés prennent un caractère spécifique quand il existe dans l'organisme une disposition capable de le produire ». Il faut donc, comme cela est généralement admis, diviser les ulcères en locaux et diathésiques ; mais dans chacune de ces classes il y a à distinguer les ulcères variqueux et non variqueux, à différencier, par exemple, « l'ulcère syphilitique variqueux et syphilitique non variqueux ». Cette notion est capitale pour le traitement : toutes les fois que la phlébectasie existe, on doit avoir recours à la compression. Quand il y a une cause générale, il est nécessaire de s'adresser à elle en même temps, et pour s'en rendre compte, quand on est en présence d'ulcères *éruptifs*, on doit regarder s'il n'y a rien d'analogue sur le reste du corps.

Telles sont les principales idées développées par J.-C. Spender. C'est, en somme, elles qui vont être reprises dans cette thèse, surtout pour montrer l'importance des éléments éruptifs dans la production des ulcères variqueux. Aucun travail d'ensemble n'existe en effet sur ce point (1). Mais avant d'aborder cette étude, il faut exposer en quelques mots les doctrines aujourd'hui classiques sur la nutrition des membres variqueux et il est intéressant de rechercher par quelles phases nos connaissances ont passé avant de nous conduire aux conceptions actuelles.

Si j'ai pu mener à bien la tâche que je me suis proposée et où il fallait allier sur quelques points la dermatologie et la chirurgie, je le dois surtout à l'enseignement de mes deux chers maîtres, MM. Verneuil et Lailler. Je leur adresse ici tous mes remerciements pour l'extrême bienveillance qu'il m'ont constamment témoignée. Et je serais ingrat si je ne leur associais, dans ma reconnaissance, mes autres maîtres dans les hôpitaux, MM. Guyon, Panas, Lannelongue, Brouardel et Debove. Je ne saurais oublier qu'auprès d'eux tous j'ai trouvé à la fois instruction et affection.

(1) J. Kent Spender, fils du précédent, a cependant publié en 1868 un « *Manual of the pathlogy and treatment of ulcers and Cutaneous diseases of the Lower limbs.* » Il le cite dans un article « *on some points in the surgical and medical treatment of chronic ulcers of the Leg* ». Lancet, 3 mai 1873, I, 623. Mais ce volume n'existe ni dans la Bibliothèque de la Faculté ni dans celle de l'Académie de médecine.

CHAPITRE PREMIER

DES MEMBRES VARIQUEUX, ENVISAGÉS COMME LIEUX DE MOINDRE RÉSISTANCE

Il n'est pas rare qu'un ulcère de jambe précède la dilatation du réseau veineux superficiel, et si aujourd'hui le fait nous paraît des plus simples, puisque la phlébectasie débute à peu près constamment par les veines profondes, cette interprétation n'était pas admise autrefois. Tout le monde pensait que les varices profondes étaient exceptionnelles, si même elles existaient. Aussi la doctrine classique, celle de J.-L. Petit (p. 530), de Bell, d'Underwood, d'E. Home, était-elle que les ulcères peuvent se compliquer ultérieurement de varices, dont il sont la cause et non l'effet. Vidal (de Cassis) exprime cette opinion de la manière suivante : « C'est aux jambes qu'on « observe le plus d'ulcères primitivement variqueux, « c'est-à-dire de ceux dont la cause première est dans « cette maladie des veines. On y voit aussi d'autres ulcé- « rations ou d'autres solutions de continuité compli- « quées de l'état variqueux » (p. 112). Dans sa thèse, « Clerc (1841) est plus affirmatif encore (p. 6), et, en 1852 « Jousseaume écrit que « les ulcères, les abcès des mem- « bres, par l'irritation chronique qu'ils causent, déter- « minent presque toujours des varices au voisinage ».

Déjà Spender, en 1835, s'était élevé contre ces assertions et avait affirmé la constance de la filiation inverse. Il ne parle cependant pas des varices profondes, dont M. Verneuil, le premier a reconnu l'importance. Sans doute, il y avait eu quelques faits isolés, cités partout, de Broca, Denucé, Sappey. Auparavant, en 1824, Briquet avait consacré quelques lignes à la possibilité des varices profondes. Mais lui aussi avait eu des précurseurs, que je n'ai pas trouvés, il est vrai signalés par les auteurs qui se sont occupés de la question. Léveillé, en 1812, dit avoir vu souvent des dilatations veineuses intra et intermusculaires (t. III, p. 149); ce n'est, au reste, pas sur cet argument qu'il s'appuie pour affirmer que les ulcères sont toujours consécutifs aux varices. Delpech pense que les varices ne sont pas bornées aux vaisseaux superficiels (III, 254). Gendrin, en 1827, s'élève contre la bénignité souvent attribuée aux hémorrhagies qui se font par les varices rompues; la mort est loin d'être rare et la cause en est que le sang vient en abondance des veines profondes, qui sont variqueuses, donc avalvulaires, et qui communiquent avec le réseau superficiel par des canaux extrêmement dilatés. Malgré cela, jusqu'aux travaux de M. Verneuil, l'opinion courante était celle qu'exprime Jousseaume, que la dilatation des veines profondes « ne peut être admise que par analogie; vouloir s'en « occuper serait entreprendre une chose presque impos- « sible et du reste fort inutile ».

Tout au contraire, M. Verneuil a prouvé que c'était à la fois possible et utile. Ses premières recherches datent de 1855. A cette date, ses dissections, après injection, lui avaient démontré que constamment la phlébectasie débute par les veines profondes, qu'elle est toujours bilatérale, quoique inégalement développée des deux côtés. Toutefois, ne rompant pas entièrement avec la doctrine usuelle, il admit encore les varices consécutives à l'ulcère (1). Puis en 1861, passant à l'étude clinique, il montra qu'un examen attentif permettait de reconnaître les varices profondes, à l'aide d'une série de phénomènes assez tranchés, souvent incommodes, parfois très pénibles mais jusqu'alors méconnus ou mal interprétés. Ces faits furent immédiatement confirmés par Sirus Pirondi (de Marseille) qui publia une observation avec autopsie. Peut-être, toutefois, ne faut-il pas dire que le début de la phlébectasie par les veines profondes est absolument constant, car dans une autopsie, Longuet a trouvé ces vaisseaux normaux (2).

Dans son étude clinique, M. Verneuil, tout en attribuant les ulcères aux varices superficielles (p. 429), avait cependant bien indiqué que, lors de varices uniquement profondes, la peau peut être le siège d'éruptions diverses, de taches pigmentaires, « origine fréquente d'ulcères variqueux » (p. 428). Peu à peu, ces faits furent reconnus exacts. Si Follin en 1861 (t. I, p. 125) croit aux varices causées par les ulcères, si en 1868 Lafage décrit encore l'ulcère variqueux consécutif, on ne tardera pas à comprendre que l'ulcère était postérieur aux varices profondes, ne précédait que l'envahissement du réseau superficiel par la phlébectasie. Gaudard (1872) a donc

(1) Acad. méd., 14 août 1855.
(2) In. th. Chabenat, 1874, obs. III.

raison de combattre l'opinion de Follin, et de dire que l'ulcère variqueux est toujours le résultat de varices soit superficielles, soit profondes.

Malgré la netteté apparente de cette conclusion, il tergiverse encore quelque peu (p. 13). Cela n'a plus lieu dans les thèses de Séjournet (1877), Clais (1881), Schreider, Gauvin (1883), A. Gautier (1884). Dès lors, non seulement les varices consécutives aux ulcères furent niées, mais encore bien des ulcères jusqu'alors dits ulcères simples furent considérés comme rattachés à un état variqueux des veines profondes. Mais cela conduisait forcément à des recherches nouvelles sur la pathogénie des ulcères variqueux; car la doctrine ancienne, que je vais résumer rapidement, se trouvait en défaut pour bien des cas.

Les auteurs anciens ont été frappés de ce fait que souvent, sur une jambe variqueuse, la moindre solution de continuité dégénère en ulcère, et ce manque de vitalité a été expliqué tout d'abord par la stase qu'engendre l'altération des parois veineuses. J.-L. Petit invoque la gêne du cours du sang et de la lymphe, et Boyer (1) l'explique par la compression qu'exercent les veines dilatées sur les lymphatiques voisins. Les accidents sont, pour lui, proportionnels au nombre et au volume des varices ; les varices petites et nombreuses sont sans inconvénients. Pour Andral (1829), le sang veineux accumulé dans les capillaires y produit par sa présence une stimulation semblable à celle que déterminerait la présence d'un corps

(1) T. II, 246 et 296.

étranger. Cruveilhier (1849) insiste sur l'importance de l'œdème dans l'inflammation ulcéreuse (1) ; Vidal, de Cassis, également (II, 112). Nélaton, Follin se bornent à citer Boyer, quoique déjà en 1816, Delpech, tout en incriminant l'empâtement du membre, eût signalé le défaut de corrélation entre le volume des varices et le degré d'infiltration du tissu cellulaire. Mais c'est encore M. Verneuil qui a insisté sur ces variations de gravité, signalées seulement par les autres auteurs, et dont, il est vrai, la cause lui échappe encore (2). Puis on reconnut la gravité fréquente des veinosités qui peuvent, innombrables, sillonner la peau, et dont, par exemple, Bulkley rapporte un cas particulièrement intense (3). M. Schwartz, dans un article tout récent, dit que d'après M. Le Fort, les grosses varices sont bien plus innocentes que les petites varices du derme : celles-là mènent à l'ulcère.

Mais l'influence attribuée à l'œdème, à l'infiltration du membre reste prépondérante pour Lafage (p. 11), Picard (Th. 1873, p. 9), Billroth (p. 487), et parmi les travaux plus nouveaux, la simple stase veineuse est encore seule invoquée par Golding-Bird (1879); par Kœnig, de Gœttingue (1879), par John Hodgen (1882); par Jamiesen (1882) enfin, qui explique ainsi la gravité plus grande des varices intéressant les dernières ramifications veineuses.

Conséquent avec cette doctrine, J.-L. Petit conseillait de saigner les veines variqueuses sur le territoire desquelles existe un ulcère (II, 52). Mais est-ce en diminuant

(1) T. I, 181 et IV, 26.
(2) *Gazette hebdomadaire*, 1861, p. 812.
(3) Arch. of Dermat., 1877, t. III, p. 30.

la gêne circulatoire que l'oblitération des varices corres-
pondantes conduit à la cicatrisation de l'ulcère, comme
de nombreux auteurs disent l'avoir observé? Il y a là un
point de pratique qui, au premier abord, semble bizarre,
quelle que soit, au reste, la manière dont les varices
agissent pour provoquer la formation d'un ulcère.

On a ainsi reconnu peu à peu que l'œdème n'est pas
l'intermédiaire obligé entre les varices et l'ulcère, que
dans certains cas la théorie ancienne se trouvait en
défaut. De là des recherches nouvelles qui ont bientôt
acquis un grand intérêt, et qui ont conduit à constater qu'à
côté des altérations veineuses il faut considérer celles des
nerfs et des artères. Celles des nerfs ont été vues les premières, cliniquement d'abord, puis anatomiquement.

Ici, comme toujours, on trouve dans les auteurs anciens quelques faits qu'aujourd'hui on rapporte à leur
véritable cause. Par exemple, dès 1812, Léveillé signa-
lait le refroidissement des jambes atteintes d'ulcère variqueux (III, 154). M. Verneuil a décrit avec grand soin les
crampes auxquelles sont souvent soumis les mollets des
sujets variqueux, et en faisait, pour une bonne part, des
phénomènes de compression nerveuse. On sait, aujour-
d'hui, que les pigmentations cutanées peuvent succéder
à des altérations nerveuses: M. Verneuil avait aussi montré les taches pigmentaires dues aux varices profondes.

Auzilhon semble avoir été un des premiers à tâcher
de mettre en relief le rôle de système nerveux (1869). Sa
monographie contient bien quelques opinions étranges,
même pour l'époque où elle a été écrite et, en particulier,
il nie l'influence des varices sur la production de ce qu'il

appelle encore *ulcère simple* (p. 28). Mais il annonce que, lorsque la plaie est stationnaire, le membre est en hypothermie; que la sensibilité est nettement diminuée. On pourrait objecter que les recherches thermiques, souvent faites avec la main, ne sont pas tout à fait suffisantes; que les mesures de la sensibilité, quoique faites par le procédé de Weber, ne sont pas des plus probantes, sauf pour les observations 1, 2 et 3 (tableau de la p. 46). Mais surtout, les arguments qu'il donne pour soutenir qu'il s'agit d'une affection du système nerveux ou d'une diathèse spéciale, sont parfois assez faibles (p. 28-30). Il se fonde, entre autres, sur ce fait que les sujets observés par lui ont des maladies plus ou moins profondes des centres nerveux: il serait étrange qu'il en fut autrement puisqu'il observait à l'asile d'aliénés de Montpellier. C'est par un mode de raisonnement analogue qu'il blâme la liste des professions incriminées par Vidal (de Cassis), et, en particulier, lui reproche les blanchisseuses, vu la rareté de l'ulcère simple chez la femme. Par ses observations et celles de Palenc il démontre que cette maladie s'en prend ordinairement aux habitants de la campagne. On pourrait lui répondre qu'il en serait peut-être de même à Paris si, par définition, les citadins et les ouvriers n'y étaient plus nombreux que les campagnards.

En somme, après ce travail partout cité, la pathogénie de l'ulcère simple reste sensiblement aussi obscure qu'auparavant. Dans quelques thèses ultérieures, certains phénomènes sont notés qui dépendent certainement du système nerveux. Ainsi dans l'observation III de la thèse de Lafaye (1875), un ulcère en voie de guérison subit une

récrudescence soudaine, due à quelques vésicules surve-
nues à la suite de douleurs lancinantes dont la solution de
continuité avait été le siège. Mais il fallait reprendre complètement la question à l'aide des notions acquises sur
le rôle trophique du système nerveux et c'est ce qui a
été fait au point de vue clinique par Séjournet (1877), à
l'instigation de M. Terrier. Dans cette thèse, faite avec
grand soin, Séjournet montre que la peau des membres variqueux présente quelques phénomènes comparables à ceux
que l'on observe à la suite de certaines sections nerveuses.
Cette participation du système nerveux, il la prouve par
les altérations dont sont atteintes la sensibilité tactile et
la sensibilité thermique, altérations qu'il a surprises une
fois (obs. I) avant l'existence d'un ulcère, et de même encore
dans un ulcère lié à des varices profondes (obs. XIII). Aussi,
contrairement à Picard (th. 1873) pour qui les troubles de
circulation suffisent pour expliquer le manque de vitalité
de la peau, Séjournet se voit obligé de remonter à une
cause plus générale et d'invoquer « le rôle influent des
troubles trophiques, intimement liés à l'existence de troubles de sensibilité ».

Cette étude, simplement clinique, n'était pas suffisamment démonstrative, au moins si l'on en juge par la thèse
où Fontaine en 1879 copie presque constamment Auzilhon, en ne le citant qu'en partie, et par celle qu'en 1881
Clais intitule : « *Etudes sur quelques troubles trophiques
consécutifs aux ulcères variqueux.* » Clais a vu (obs. II) l'altération cutanée précédant l'ulcération ; malgré cela, il
contredit Séjournet sur le rôle des lésions nerveuses
(p. 37), et admet une *idiosyncrasie* (p. 38) ; puis, pour se

résumer, il se demande « en un mot » si tout cela n'est pas un trouble trophique (p. 39).

A cette époque toutefois, des recherches histologiques de M. Gombaut, consignées dans un mémoire de M. Reclus, avaient révélé des lésions nerveuses, matérielles (1879), mais cela n'a été bien connu qu'après un mémoire de M. Quenu (1882). Aux troubles fonctionnels détaillés par Séjournet correspond une véritable névrite; et une névrite non pas ascendante, partie de la solution de continuité, mais la précédant certainement. L'ulcère variqueux devenait avant tout un trouble trophique analogue à ces ulcérations d'origine nerveuse dont, par exemple, M. Terrillon a rapporté un exemple remarquable en 1873, sans qu'il y eût de varices apparentes sur le membre atteint. Cette idée fut développée ensuite par Schreider (1883), par Gilson (1885), élèves tous deux et de M. Terrier et de M. Lancereaux. Gilson a même ajouté un examen histologique de névrite à ceux déjà publiés par M. Quenu. (in th. Schreider).

Puis Schreider et Gilson ont insisté sur une autre lésion dont le rôle avait été jusqu'alors considéré comme accessoire : l'athérome artériel. Quenu l'avait trouvé dans 4 cas sur 5 ou il l'avait recherché; vers la même époque Rienzi (1882) avait remarqué l'existence de l'athérome dans les membres variqueux. Mais Quenu n'en fait pas une cause importante de l'ulcère, et Rienzi pense qu'athérome et varice sont un des résultats de la pellagre. Gilson cite dans son article tous les faits précédents, en y en ajoutant deux autopsies personnelles. On peut glaner dans la littérature médicale quelques cas analogues, où l'athérome a été noté pour ainsi dire par hasard. Picard (p. 16) rapporte une observation de Menu où un homme mourut d'hémorrhagie cérébrale pendant le traitement d'un ulcère variqueux, et l'autopsie révéla de nombreux anévrysmes miliaires. J.-K. Spender (1873) parle de gangrène sénile dans le cours d'ulcères chroniques de la jambe (p. 624). Israël a amputé une jambe ulcérée depuis 25 ans chez un homme atteint d'artériosclérose, et le lambeau se sphacéla. C'est peut être l'athérome qui est en jeu dans les observations où Marcano a décrit les ulcères de jambe chez les cardiaques (1875) ; dans celles de Cartaz relatives à des albuminuriques, et ce dernier auteur cite un fait ou Paget a constaté « une maladie granuleuse des reins ». Enfin l'état des artères a été étudié avec soin par Arnozan et Boursier en 1882 et en 1884 dans deux observations détaillées.

Je dois avouer que lorsque je recueillais mes observations, il y a de cela plus d'un an, je ne recherchais pas l'athérome ; mais grâce à l'obligeance de mon ami Besançon, j'ai pu combler cette lacune et présenter un faisceau de faits où les varices s'allient à l'athérome et à ses conséquences, parmi lesquelles la néphrite scléreuse d'origine artérielle.

Aussi bien, depuis assez longtemps déjà, M. Cornil a montré l'analogie du processus histologique des varices et de l'endartérite (1872). La principale différence est que l'incrustation calcaire, rare dans les veines et fréquente dans les artères. Mais la calcification des veines est possible, et les ouvrages anciens la comparent à celle des artères. Hodgson en parle (p. 465) et en rapporte un exemple qui lui a été communiqué par Macarthney ; Breschet y revient en note et pense que les concrétions, qu'il appelle osseuses, peuvent siéger tantôt dans les cavités et tantôt dans la paroi des veines. Cruveilhier enfin (1846) nous dit : « Sur le cadavre d'un vieillard qui avait succombé à une gangrène par concrétion phosphatique des petites artères, je trouvai les veines satellites de l'artère poplitée parsemées d'ossifications qui me parurent de même nature que celles des artères ».

Tous ces faits ne doivent pas nous surprendre. En effet, il ne faut pas abuser des causes locales dans l'étiologie des varices, et, comme l'avait pressenti Cruveilhier en 1852 (1), comme l'affirme avec raison M. Schwartz (p. 744) il y a une distinction à établir entre la dilatation des veines et l'état variqueux. La confusion, il est vrai, est souvent faite, et surtout par beaucoup des auteurs qui se sont occupés des varices gravidiques au point de vue spécial de la tocologie. Il y a là toute une discussion à rapprocher de celle qui sera soulevée plus loin pour l'étiologie de l'eczéma variqueux. Les obstacles au cours du sang noir produisent des dilatations veineuses, et ces dilatations ne se transforment en varices que si la paroi est malade. M. Verneuil a vu le réseau superficiel se développer après les phlébites consécutives au coup de fouet (1877) : mais il y avait des varices profondes, et c'est probablement ainsi qu'il faut interpréter l'observation d'Arnozan (1882) où des varices furent consécutives à une phlébite profonde. Si les jarretières

____

(1) Tom. II, p. 804.

avaient causé autant de varices qu'on l'a prétendu, le sexe masculin devrait être moins sujet à cette maladie aujourd'hui qu'il a à peu près complètement renoncé à l'usage des bas.

L'insuffisance des explications mécaniques a été, d'ailleurs, reconnue par presque tous les auteurs, à toutes les époques. Briquet (1824) a soutenu qu'il faut faire intervenir un excès de travail nutritif, et Clerc (1841) a affirmé l'influence des causes locales d'inflammation chronique. Mais quoi qu'ils en disent, cette étiologie laisse encore beaucoup à désirer et il faut arriver à l'existence préalable d'une modification des parois vasculaires, produite par une cause générale, inconnue encore pour Delpech (1), Hodgson (II, 485), Billroth (641); rapportée nettement à l'arthritisme par des travaux plus modernes tels que les thèses Delmont (1869), Moreau (1877), Schreider (1883), ou l'article de Gilson (1885).

Ainsi, la même maladie constitutionnelle (arthritisme de Bazin, herpétisme de Lancereaux), préside à la fois aux lésions artérielles et aux lésions veineuses. De là la fréquence, la constance même, avec laquelle ces altérations s'associent. Quelle est maintenant la filiation entre les troubles nerveux et vasculaires? Faut-il, avec M. Verneuil qui parle de compressions nerveuses par les veines variqueuses, avec M. Quenu qui croit à la névrite par varices capillaires des nerfs, faut-il faire de la maladie nerveuse une conséquense des désordres vasculaires? Ou doit-on, avec M. Lancereaux prendre le système

(1) III, 255.

nerveux comme point de départ et mettre la phlébite et l'artérite chroniques au rang des lésions d'ordre trophique, au même titre que l'ulcère qui se manifestera plus tard, lorsque les organes de la circulation seront devenus malades ? La réponse à ces questions est encore réservée, quoiqu'il y ait des faits où le système nerveux semble avoir exercé une action réelle dans la production des varices. Cela est resté à l'état d'hypothèse dans les observations de Neelsen (varices du système de la veine porte), de Lindner. La démonstration est mieux établie par une observation remarquable que m'a communiquée mon excellent collègue Chrétien et où M. Vulpian a vu des varices brusques et nombreuses succéder à une sciatique intense et longtemps rebelle (obs. 1).

Quelle que soit la théorie adoptée, le fait est que dans les membres variqueux il y a des lésions concomitantes artérielles et nerveuses. D'artères à veines, de veines à nerfs, il y a échange réciproque de mauvais procédés, et le tout concourt à faire des jambes ainsi atteintes des lieux de moindre résistance, à y rendre les tissus infirmes, pour employer une expression de M. Besnier. Mais la part individuelle des varices est plus considérable que ne le pense Gilson car la compression est le traitement par excellence des affections dont ces membres sont le siège et son action ne saurait guère s'exercer que sur ce qui dépend de la stase veineuse. De même encore, la gêne de la circulation en retour est probablement le fait principal dans la production des infiltrations, des épaississements, des dégénérescences plus ou moins éléphantiasiques dont se compliquent les ulcères variqueux.

Là fréquence de ces ulcères est considérable, leur durée est grande, leurs récidives sont désespérantes. Leur étiologie est multiple, car sur ces jambes, toute solution de continuité tend à devenir ulcéreuse. De là l'influence banale des traumatismes, des abcès phlébitiques ou autres, etc. Ailleurs, les troubles trophiques dont la peau est le siège aboutissent d'eux-mêmes à l'ulcération et c'est à cela qu'est probablement vouée la femme de l'observation II.

Les ulcères précédents sont de cause locale; de tout temps, on en a observé d'autres que l'on a rapportés à un état général du sujet. C'est surtout depuis B. Bell que la division des ulcères en locaux et diathésiques est devenue classique. Delpech allait plus loin et n'admettait comme ulcères que ceux qui tiennent à un état diathésique: « ils servent même à démonter son existence ». Mais en même temps il affirmait que les causes locales peuvent, rarement il est vrai, intervenir dans une certaine mesure : « on voit des ulcères vénériens, une affection dartreuse se développer à propos d'une blessure, soit dans le sein même de celle-ci, soit dans ses environs » (III, 590). Boyer avait déjà été plus précis encore en parlant des causes internes et externes : « Quelquefois même ces deux genres de causes se trouvent réunis dans un ulcère, circonstance d'autant plus importante à considérer qu'on aurait vainement combattu le vice intérieur, si l'on ne songeait pas en même temps au vice local, qui peut encore entretenir pendant longtemps la solution de continuité et la rendre même incurable malgré la destruction du vice général. » (III, 368); puis il ajoute que les ulcères de cause externe

« sont toujours produits par une cause différente de celle qui les entretient », si bien qu'au lieu d'ulcères variqueux mieux vaudrait dire « ulcères entretenus par des varices » (p. 396). Trastour (1858) traite par l'iodure de potassium, même quand la syphilis n'est pas en jeu, cette cause interne qui lui échappe. Auzilhon, pour l'ulcère simple, réédite à peu près la diathèse ulcérante de Ph. Boyer.

Actuellement, l'influence trophique du système nerveux a permis d'expliquer certaines ulcérations qui jadis semblaient relever de l'état général. Mais est-ce à dire que l'état général perde ses droits là où s'exerce cette influence ? Nullement. Les troubles nutritifs aujourd'hui connus jouent un rôle localisateur d'abord, modificateur ensuite, mais il faut souvent que le regard passe au dessus d'eux pour s'élever jusqu'à une cause supérieure. Il faut revenir à ce qu'ont dit Boyer, Delpech dans les passages déjà cités et, comme Spender, l'appliquer aux ulcères variqueux. C'est cette alliance des causes générales aux causes locales qu'on regrette de ne pas trouver exposée dans l'article, si bien fait d'ailleurs, de Gilson.

Il ne suffit pas de dire avec Courty (p. 401) que certains ulcères de jambe sont entretenus par des causes diathésiques. Il faut montrer quelles sont ces causes et comment elles agissent. Gauvin s'y est efforcé, mais avec peu de succès, et s'il dit, avec raison, que l'influence des diathèses est importante, il passe en revue successivement, comme diathèses : 1° la syphilis ; 2° la scrofule ; 3° l'asthme ; 4° le système nerveux ; 5° les maladies du cœur et surtout l'athérome généralisé ; 6° l'arthritisme ; 7° les varices ;

8° la tuberculose. Cette simple énumération prouve que le travail est encore à faire.

Les maladies constitutionnelles ont une grande tendance à produire des symptômes cutanés, et, dans l'espèce, les éléments éruptifs seront une source fréquente d'ulcères variqueux; il est donc utile de faire une étude précise de ces éléments. C'est ainsi seulement qu'on arrivera à la connaissance de la cause exacte des ulcères.

Aucune conclusion n'est à tirer des observations anciennes, comme celle, par exemple, où Morgagni, met sous nos yeux, « un vieillard presque octogénaire, ayant eu autrefois des ulcères aux jambes (ce que des cicatrices prouvaient encore) et dont la peau de presque tout le corps était couverte de pustules hideuses ». Quant aux auteurs de ce siècle, leurs descriptions sont plus que sommaires. Le mot *éruption* suffit à Liston (I, 265), à Follin (II, 547), et même Jamain et Terrier ne mentionnent que les furoncles (I, 175). Billroth, plus précis, nomme l'eczéma mais sans le décrire, et il en est de même pour les thèses de Jousseaume (p. 191), Thiébaux (p. 12), Lafaye (p. 9), Gaudard (p. 19), R. Hassan (p. 34). C'est dire que l'on peut répéter les paroles de Gerdy, parlant des complications des varices. « Parmi ces accidents, il en est un qu'on arrête plus difficilement, c'est l'inflammation eczémateuse, la squameuse humide qui complique si souvent les varices des jambes ; il est vrai que les chirurgiens s'en préoccupent fort peu et n'en parlent guère dans leur description des varices ».

Aussi l'eczéma variqueux va-t-il être décrit ici, surtout

au point de vue de ses relations avec l'état général du sujet et de son intervention dans les ulcères variqueux.

Mais ce n'est pas tout, et la syphilis présente des particularités intéressantes lorsqu'elle siège sur les membres variqueux. Ici, quelques travaux spéciaux ont été faits, dus surtout à l'initiative de M. Verneuil. Mais le silence est complet dans les livres classiques, dans les monographies sur les varices et les ulcères variqueux, dans les traités de syphiligraphie que j'ai pu parcourir. Le sujet cependant est important pour le diagnostic et par conséquent pour le traitement, car la séméiologie se trouve compliquée par ce fait que si l'ecthyma syphilitique et non syphilitique ne sont pas toujours faciles à distinguer l'un de l'autre, la question est bien plus malaisée encore à résoudre lorsque les légers caractères qui les séparent s'effacent devant un aspect commun dû aux varices.

CHAPITRE II

DE L'ECZÉMA VARIQUEUX

On vient de voir que les chirurgiens, tout en recon-
naissant l'association vulgaire de l'eczéma aux varices
des membres inférieurs, ne s'attardent pas à le décrire.
C'est surtout une étude de pathologie cutanée. Je ne
veux pas exhumer tous les traités de dermatologie anciens
pour relater ce qu'ils disent sur les ulcères dartreux des
jambes; pour constater, par exemple, que si Lorry parle
des dermatoses liées aux varices, on n'en trouve aucune
mention parmi les formes de dartres décrites par Alibert.
Il suffit de citer quelques auteurs pour prouver que, si la
fréquence de cette affection est admise par tout le monde,
la description laisse encore à désirer sur certains points.

En 1835, Rayer, qui est un des premiers à s'être occupé
des éruptions provoquées, a consacré quelques pages
intéressantes à l'eczéma des jambes. Il nous apprend
qu'il survient surtout chez les vieillards, et s'accompagne
quelquefois de varices, d'œdème et d'ulcération; souvent
il est entouré de pétéchies. La peau est violacée, tendue,
elle présente des excoriations rouge vif, des fissures, ailleurs des lamelles jaunâtres; il est rare d'y observer des
vésicules intactes. L'éruption se propage quelquefois à la
face dorsale du pied. Il faut distinguer les ulcères qu'elle

peut engendrer, des cas où des éruptions vésiculeuses
sont produites par le contact du pus qui s'écoule d'anciennes ulcérations. Ces ulcères sont difficiles à guérir et
après leur cicatrisation il persiste pendant longtemps
un état squameux de la peau qui est rouge, violacée,
luisante, et sur laquelle la moindre excitation amène une
récidive.

Quoique postérieurs à Rayer, Cazenave et Schedel
ne parlent pas de l'eczéma des jambes parmi les variétés
suivant le siège; ils décrivent cependant les particularités
présentées par l'eczéma des mamelles, du scrotum, de
la face interne des cuisses chez la femme.

Devergie est plus explicite. Dès 1846, à propos de l'application des bandages dextrinés au traitement de l'eczéma
il avait montré que ce traitement compressif convient
surtout à l'eczéma variqueux, variété très rebelle « indépendamment de la cause générale ou locale qui l'a fait
naître ou l'entretient ». Dans son traité des maladies
de la peau, il revient sur ce point; dans sa statistique,
l'eczéma des jambes constitue 75. 0/0 des eczémas; les
causes en sont certaines professions (débardeurs); certains
états vasculaires (varices) certaines maladies des jambes
(ulcères). Mais dans sa classification il ne fait pas de
l'eczéma variqueux une espèce spéciale; il conteste même
qu'il faille le faire, car il ne sait lequel est cause ou effet
de l'eczéma ou des varices; il pense que probablement
les deux sont possibles car il y a à peu près autant de cas
où l'on a vu l'eczéma précéder les varices que de cas
inverses. A son sens, cette variété n'a d'intérêt que pour
la thérapeutique. Cependant il ajoute : « L'eczéma non

variqueux a son siège le plus général en dehors des jambes et l'eczéma variqueux a plus particulièrement son siège en dedans ; cette dernière circonstance tendrait à faire admettre cette variété comme toute spéciale et comme étant consécutive aux varices ». Quant aux modifications symptomatiques que les varices font subir à l'eczéma, Devergie n'en parle guère ; il dit seulement que « l'eczéma fendillé » siège surtout aux jambes mais il ne signale pas les quelques particularités, intéressantes cependant, dont Rayer avait fait mention auparavant.

Les travaux de Bazin sont plus importants. Déjà en 1860, dans ses leçons sur les affections cutanées de nature arthritique et dartreuse, il montre (p. 186) que « les plaques d'eczéma arthritique présentent une coloration d'un rouge foncé, comme violacé ; elles sont parfois le siège de véritables hémorrhagies capillaires. Souvent elles sont entourées par des dilatations variqueuses des vaisseaux de la peau et il n'est pas rare d'observer des varices sur les membres malades. Il est très fréquent d'observer l'eczéma variqueux sur les jambes. Cette variété se rattache à l'arthritis dans la grande majorité des cas. » Puis en 1862 (1), s'il affirme de nouveau que l'eczéma variqueux est ordinairement arthritique (p. 193) il n'insiste pas sur les symptômes et déclare même (p. 176) que Gibert et Rayer ont eu tort de décrire des variétés suivant le siège, et que « les eczémas des membres ne présentent aucune particularité digne de mention ». Il est vrai qu'ultérieurement, dans ses leçons

____

(1) Lec. th. et clin. sur les aff. génériques de la peau.

sur les affections cutanées artificielles, il s'occupe
d'une manière plus complète de l'eczéma variqueux et
y consacre la page suivante (p. 140-141) :

« Ici se place une affection fort peu connue et cependant
bien fréquente que j'ai désignée sous le nom d'E. variqueux ; elle survient comme complication des varices et se
montre presque exclusivement aux jambes des individus
débilités, cacochymes, avancés en âge. Les varices ont
pour effet d'enlever à la peau une grande partie de son
activité fonctionnelle et de lui créer une sorte de disposition pathologique qui tend à se révéler sous la moindre
influence ; à leur niveau, cette membrane est amincie, luisante, éraillée, souvent distendue par l'œdème, et il suffit
alors de l'irritation la plus légère, de la simple exposition
à la flamme d'un foyer pour y produire des poussées vésiculeuses qui peuvent se perpétuer indéfiniment, par la
répétition des mêmes cause. D'un autre côté, le sang qui
stagne dans les veines dilatées ou qui transsude au travers
des fissures de leurs parois, agit comme corps étranger
pour irriter la peau ; enfin, lorsqu'il existe des ulcères, la
sanie sanguinolente qui s'en échappe devient souvent elle-
même une cause très efficace qui provoque et entretient la
lésion cutanée. Or, cette fâcheuse tendance est souvent
exploitée par les malades dans le but de prolonger leur
séjour à l'hôpital ou d'obtenir des certificats d'incurabi-
lité ; il est donc important de se tenir en garde contre de
semblables menées, et l'on y arrive facilement par la
connaissance exacte de la marche réelle et des caractères
de cette affection.

« L'eczéma variqueux offre un aspect véritablement

à part, en raison des conditions spéciales au milieu desquelles il prend naissance ; c'est une sorte de lésion mixte, qui tient à la fois, et à un degré à peu près égal, de l'érythème et de l'eczéma. Il s'accompagne de démangeaisons ordinairement fort modérées ; ses limites sont diffuses, irrégulières, mal arrêtées ; sa surface est habituellement sèche et masquée çà et là par des croûtes qui perdent rapidement leur caractère humide et se détachent sous forme de squames foliacées. Quelquefois, cependant, et lorsque les poussées vésiculeuses se succèdent à de courts intervalles, la lésion peut se recouvrir de croûtes épaisses au-dessous desquelles on aperçoit une surface rouge, humide et suintante ; mais cet état n'est que transitoire, et le plus souvent provoqué par l'intervention d'une cause accidentelle.

« L'eczéma qui naît sous la simple influence de varices, ne saurait être confondu qu'avec une seule affection, l'eczéma de nature arthritique ; or, celui-ci présente des caractères opposés d'exacte circonscription et de fixité dans la forme et dans le siège ; sa marche est lente et uniforme ; les causes extérieures, si puissantes pour produire ou modifier l'eczéma variqueux, n'ont sur lui qu'une action passagère et sans portée ; ajoutez aussi qu'il est très commun d'observer simultanément d'autres plaques sur diverses régions, et qu'il s'accompagne des phénomènes généraux de la maladie dont lui même n'est qu'une manifestation.

« Le pronostic de l'eczéma variqueux n'offre aucune gravité, sa durée est courte, lorsque le malade, par incurie ou par calcul, n'apporte pas obstacle à sa guérison. »

Il y a donc une sorte de contradiction entre cette description et les opinions antérieurement soutenues par Bazin, puisqu'ici il fait un diagnostic différentiel entre l'eczéma variqueux et l'eczéma arthritique.

Certains points sont à modifier dans cette étude : elle est néanmoins une des plus complètes qu'il y ait dans les ouvrages classiques des dermatologistes. M. Hardy, dans ses leçons sur les maladies de la peau (1860) ne parle pas de l'eczéma variqueux, ni même de l'eczéma des jambes ; plus tard, dans son article sur l'eczéma il écrit seulement (p. 396) : « Il y a peu de choses à dire de spécial sur l'eczéma des jambes ; la maladie qui nous occupe se rencontre très souvent à cette région avec ses différents aspects. La seule chose à noter c'est qu'elle coïncide souvent avec une dilatation variqueuse des veines ; il résulte de cette association une durée plus grande de l'eczéma, le développement fréquent d'ulcères variqueux dont le point de départ se trouve dans l'exulcération eczémateuse, quelquefois un gonflement œdémateux ou même éléphantiaque, et souvent après la guérison, une coloration brune de la peau qui persiste indéfiniment ».

Pour terminer la revue des principaux auteurs français il reste à citer le récent article de Chambard. Là se trouvent quelques caractères importants de l'eczéma variqueux. Chambard le prend comme type pour étudier histologiquement les lésions cutanées produites par l'eczéma chronique. Puis il montre bien l'aspect assez spécial des eczémas des jambes, la zone pigmentaire qui les entoure et qui peut persister indéfiniment après guérison, l'induration et l'épaississement permanents de la peau ; la coexistence fréquente de varices et d'œdème chronique avec ulcère variqueux, lésions qui reconnaissent des conditions pathogéniques analogues. Enfin la dermite fibreuse hypertrophique et la dermite papillaire (eczéma verruqueux) sont des conséquences réservées à peu près exclusivement à l'eczéma variqueux ancien.

Les auteurs précédents admettent tous, sans réserves, l'origine constitutionnelle de l'eczéma, et cependant aucun d'entre eux n'insiste nettement sur ce fait que l'eczéma variqueux est ordinairement un eczéma plus ou moins disséminé, fixé avec une intensité toute spéciale sur les membres variqueux. Quant à l'école de Vienne, l'eczéma des jambes et celui du périnée servent à Hébra à combattre l'arthritisme : la congestion veineuse due aux varices, aux hémorrhoïdes est pour lui une explication amplement suffisante (p. 548). Il donne, au reste, quelques détails intéressants sur l'eczéma des jambes (p. 529), capable de présenter une physionomie toute spéciale, surtout en raison des lésions concomitantes d'origine variqueuse : infiltration, ulcération, cicatrices et plaques pigmentées. Alors, l'eczéma lui aussi se pigmente ; souvent il siège autour d'un ulcère. Le membre devient aisément éléphantiasique. Ce qui manque à cette description clinique, c'est surtout la tendance ulcéreuse de cet eczéma et Hébra pense que « le seul point à noter par le dermatologiste et pour le médecin praticien est l'épaississement tégumentaire considérable qui accompagne l'eczéma des jambes et le différencie des autres variétés locales ».

Dans cette description qui sur certains points complète

le passage déjà cité de Bazin, plus d'un trait manque encore au tableau et pour en trouver quelques-uns il ne faudrait pas s'adresser aux leçons de Kaposi (1). Mais MM. Doyon et Besnier ont, à ce propos, ajouté quelques notes où ils montrent que les caractères qui individualisent l'eczéma des jambes tiennent à « des conditions spéciales d'infirmité du tissu »; que si, d'autre part, les varices sont souvent une cause d'eczéma « il ne faut pas oublier que les varices elles-mêmes sont, le plus souvent, (comme les hémorrhoïdes) reliées à un état général de la constitution qui tient ces deux altérations, l'eczéma et les varices, sous sa dépendance. Cet état général est, dans la majorité des cas, que nous appelons, avec Bazin, l'arthritisme. »

Parmi les auteurs américains, les principaux, c'est-à-dire Bulkley, Duhring, croient à l'efficacité des causes générales pour la production de l'eczéma. En général, comme les anglais, ils appellent *eczéma rubrum* l'eczéma chronique des jambes, différant de nomenclature avec les auteurs français tels que Bazin, Hardy, pour qui l'*eczéma rubrum* est une variété spéciale d'eczéma aigu, tendant ordinairement à se généraliser. On trouve dans Duhring une description assez complète de l'eczéma variqueux, et je la rapporterai tout entière pour n'avoir qu'à y renvoyer dans la suite (p. 237).

« Les jambes sont un des sièges de prédilection de l'eczéma, surtout chez les vieillards et chez les individus qui marchent beaucoup ou qui restent longtemps debout;

(1) T. 1, p. 559 et 569.

B.

3

souvent il y affecte l'allure chronique et peut durer des années. A l'origine, c'est habituellement un eczéma vésiculeux ou érythémateux, qui généralement se transforme vite en eczéma rubrum, puis revêt un caractère chronique. Une jambe est seule malade, ou les deux le sont en même temps ; les autres parties du corps sont le plus souvent indemnes et les malades peuvent avoir de l'eczéma des jambes pendant de longues années, sans en avoir nulle part ailleurs. L'eczéma des jambes est rare chez les jeunes gens ; il devient plus commun à mesure qu'on avance en âge, de sorte qu'à l'âge moyen et pendant la vieillesse il est très fréquent. La chronicité donne à la peau des jambes une couleur d'un aspect caractéristique : il affecte la forme de taches d'étendue variable qui siègent de préférence à la partie antérieure des jambes. Ces taches sont généralement réunies sous forme d'une plaque continue qui s'étend sur la plus grande partie de la jambe. A l'état chronique (forme qu'il affecte le plus souvent), la jambe a l'une des apparences suivantes : elle est rouge sombre, recouverte en partie ou en totalité d'une croûte large, épaisse, jaunâtre ou brunâtre, çà et là il suinte entre les croûtes un liquide clair ou mélangé de pus et de sang. Par places la peau est à nu, c'est une conséquence de grattages ; la surface est enflammée, ponctuée, suintante. D'autres fois, la jambe est rouge sans humidité ni croûtes : la peau est douce, luisante ou squameuse et n'est pas déchirée : l'eczéma est disséminé en placards, ou, ce qui est le plus commun, il a la forme d'une large tache. A un degré plus avancé, le tégument est revêtu d'un épiderme mince, translucide, luisant,

sous lequel apparait manifestement l'excessive vascula-
risation du derme. Cet état peut persister indéfiniment.

« Quelle que soit la forme qu'affecte la maladie, la peau
ne tarde pas à s'infiltrer, s'épaissir, s'enflammer, et elle
est toujours le siège de vives démangeaisons.

« Les varices, par la gêne qu'elles apportent à la circulation, sont la cause la plus commune de la production
et de la persistance de l'eczéma des jambes. Il y a souvent
des ulcères qui résultent de la rupture des varices et qui
viennent compliquer la situation. Le diagnostic est rarement embarrassant. L'hypertrophie cutanée, désignée
sous le nom d'*éléphantiasis des Arabes*, accompagne parfois l'eczéma, mais elle est toujours secondaire. Il y a
souvent des ulcères variqueux qu'il faut savoir distinguer
des ulcérations syphilitiques. »

Parmi les monographies sur l'eczéma, les thèses sont
nombreuses, mais ne font en général que copier pour
l'eczéma des jambes ce que disent les traités classiques
de l'époque. Dubois (1861), Deruelle (1871), Radouan
(1875), Picard (1878), consacrent ainsi quelques lignes à
la coïncidence des varices ; Bonnin il est vrai (1876) n'en
parle aucunement.

Bulkley a fait paraître un traité important sur la
matière (*Eczema and its management*, 2ᵉ édit. New-York).
Il range l'eczéma variqueux dans les eczémas de cause
locale (p. 38) ; puis il nous dit (p. 227 et suiv.) que
l'eczéma des jambes est très souvent associé à des varices
plus ou moins prononcées. Il existe surtout après 30 à
40 ans et est alors isolé ; « chez les sujets plus jeunes il

est presque invariablement associé à de l'eczéma ailleurs.»
C'est ordinairement un *eczéma rubrum* ou *madidans,*
rouge, luisant, siège de vives cuissons. Il peut marcher
rapidement ou au contraire rester chronique, stationnaire, limité pendant très longtemps. Quelquefois très
squameux, il simule le psoriasis. Mais surtout il s'accompagne souvent d'ulcères dont le diagnostic n'est
difficile à faire qu'avec ceux qui tiennent à la syphilis.
Déjà (p. 61) Bulkley avait fait voir qu'en effet l'eczéma
ancien des membres inférieurs prend aisément la couleur
cuivrée des lésions syphilitiques. Quant aux caractères
différentiels qu'il donne sur le siège, la forme cerclée des
pertes de substance dues à la vérole, sur la bilatéralité
et la symétrie de l'eczéma opposée à l'unilatéralité des
altérations vénériennes, ils ne diffèrent pas de ceux qui
sont classiquement énumérés, et j'aurai à revenir ultérieurement sur leur valeur.

L'eczéma variqueux en particulier n'a guère inspiré
de travaux spéciaux qu'au point de vue thérapeutique,
et, par exemple, dans un mémoire de L.-A. Duhring
sur le traitement *de l'eczéma rubrum,* les descriptions
cliniques se bornent à ceci : Eczéma rubrum, siégeant
à la jambe; varices. Bulkley a appliqué aux eczémas
des jambes le traitement imaginé par Martin pour les
ulcères. Bien que ce travail ne soit nullement destiné à
l'étude théorique de l'eczéma variqueux, il renferme des
observations détaillées où l'on peut puiser plus d'un
renseignement utile. On ne saurait en dire autant pour
Fox, qui ne semble guère s'occuper que de substituer son
bandage à celui de Martin. En France, un article récent

a été consacré par Sacreste au traitement de l'eczéma et des ulcères variqueux par le bandage de Martin.

Au point de vue théorique et symptomatique un des travaux les plus importants est une leçon de Jamieson. Après s'être occupé des ulcères des jambes et avoir insisté sur le rôle des varices, il applique à l'eczéma des membres inférieurs des considérations analogues. Il faut, dit-il, distinguer deux cas : 1° tantôt l'eczéma des jambes n'est qu'une partie d'une éruption généralisée plus ou moins étendue, et présentant alors souvent aux jambes son maximum d'intensité ; 2° tantôt c'est une éruption confinée du genou au cou-de-pied, gagnant cependant le dos du pied dans quelques cas rares. Peu d'eczémas sont aussi ennuyeux : superficiel, il entraîne une démangeaison sévère, assez gênante le jour, mais plus encore la nuit, où elle est capable d'empêcher le sommeil ; profond, il peut forcer le malade à rester au logis, au lit même. Il est vrai que la connaissance des causes est susceptible de nous conduire à une thérapeutique efficace, et ces causes sont pour beaucoup les mêmes que celles des ulcères de jambe. Mais il faut pour produire l'eczéma quelque chose de plus : « l'état particulier de l'individu, la dyscrasie constitutionnelle que, faute d'un meilleur terme, nous devons appeler diathèse eczémateuse » (p. 1061). Souvent, l'éveil sera donné par un placard eczémateux localisé, parfois transitoire, occupant les places où se manifestent les premières varices : la face interne de la jambe, du genou, le creux du jarret. Le malade est alors exposé à des dégâts plus considérables, d'autant plus que les membres inférieurs, où la circulation est plus difficile, manquent de vitalité et sont, de plus, aisément exposés aux injures extérieures, saisonnières ou autres. A cette description, il faudra encore joindre quelques mots recueillis dans les observations dont Jamieson a fait suivre sa leçon.

Donc, Jamieson émet nettement l'opinion que je désire démontrer dans ce chapitre. Pour lui, le point dominant dans l'étiologie de l'eczéma variqueux, c'est l'état constitutionnel du malade. Il s'agit seulement d'un eczéma qui en raison de sa situation, acquiert une physionomie spéciale.

ÉTIOLOGIE

Je n'ai pas à revenir ici sur les conditions multiples qui font des membres variqueux des lieux de moindre résistance. Tout ce qui a été dit des ulcères en général est exact pour l'eczéma en particulier. Mais les dermatologistes, comme on peut s'en rendre compte par les extraits que je viens de citer, ont peu appliqué à l'eczéma des jambes les faits découverts par M. Verneuil sur les varices profondes, et qui ont pour beaucoup servi aux chirurgiens à élucider en partie la pathogénie des ulcères de jambe. Ils ne répètent pas avec Devergie, que l'eczéma peut produire les varices, mais ils n'affirment pas suffisamment que lorsqu'un eczéma se localise avec persévérance sur les jambes, les varices sont presque toujours en cause. Il est seulement classique de dire que les varices sont une des causes les plus fréquentes de l'eczéma des jambes ; presque sur le même rang qu'elles on met l'âge, la profession du malade. Et l'on ne manque pas d'ajouter à tout cela la déclivité naturelle des jambes et leur éloignement du centre de la circulation. Les objections à faire à cette manière de voir sont exactement celles que Spender a formulées au sujet des ulcères de jambe pour lesquels cette étiologie confuse a pendant longtemps régné. C'est que les varices légères échappent facilement à l'observateur s'il ne les recherche avec attention ; que les varices profondes ne sont reconnues que si l'on étudie avec soin soin les symptômes fonctionnels.

Aussi, parmi les observations d'eczéma chronique des jambes, beaucoup, la majorité presque, ne parlent pas de varices. Témoin celles qui sont publiés par Duhring (1) et Bulkley est passible du même reproche (2), quoiqu'il commence son mémoire en écrivant que beaucoup d'eczémas des jambes sont associés à des varices, en dépendent plus ou moins, et que c'est généralement cet élément qui rend la maladie si rebelle. Mais ces eczémas s'accompagnent pour la plupart de phénomènes d'œdème, d'empâtement qui impliquent à peu près forcément la présence des varices, si bien même que, dans un cas où Bulkley ne spécifie pas leur existence, il conseille comme traitement le repos au lit avec élévation de la jambe et ultérieurement l'emploi d'un bas élastique (3). De même les varices

(1) On the treatment of eczema rubrum, etc.
(2) On the use of the solid rubber bandage.
(3) Arch. of Derm. III, 327, 1877.

sont probables (1) dans une observation intitulée par Moore *Mechanical hyperemia of organs* et où un sujet atteint d'eczéma ancien des deux jambes succomba à une asystolie rapide causée par athérome généralisé.

Je pense donc que les varices méconnues sont à l'eczéma des jambes ce qu'elles sont aux ulcères longtemps appelés ulcères simples. Cela paraît évident dans l'obs. XV. M. Baréty, en présence d'un eczéma de la jambe droite, constata l'absence de varices et ne crut pas devoir rapporter à des varices profondes les douleurs dont les mollets étaient le siège parce que les jambes n'étaient jamais enflées le soir. Cette interprétation est à peu près sûrement erronée car il y avait des varices à gauche ; or cette jambe n'enflait pas plus que l'autre, et d'autre part nous savons aujourd'hui, après les dissections de M. Verneuil, que les lésions variqueuses sont toujours bilatérales.

En somme, ce que je puis dire c'est que je n'ai pas rencontré d'eczéma des jambes qui ne soit pas lié à l'existence de varices, sauf, bien entendu, certains cas d'eczéma plus ou moins généralisé, et alors les lésions n'avaient rien de spécial au niveau des membres inférieurs.

Quelles sont maintenant les causes qui produisent l'eczéma sur les membres variqueux.

Je n'insisterai pas sur le sexe, les professions, la station debout, l'âge : c'est là autant de points qui n'ont pas ici grand'chose de spécial. Cette étiologie est tout simplement celle des varices et des ulcères de jambe. Si, d'autre

(1) Il est néanmoins exagéré de traduire ce titre en : eczéma variqueux invétéré : comme cela a lieu dans la Revue des Sc. méd.

part, Bouteiller signale une recrudescence au printemps
on peut observer le même phénomène dans tout eczéma.

Il y a cependant pour l'eczéma variqueux quelques
points étiologiques particuliers, dus surtout à l'action
facile des causes extérieures sur les membres inférieurs.
De là résulte que si les varices agissent par l'influence
locale des troubles de la circulation et de l'innervation,
à elles se joignent d'autres causes, également locales, dont
l'importance est réelle mais qui sont seulement déterminantes et auxquelles on a trop souvent le tort de s'arrêter
en dernière analyse.

Il n'est pas rare de voir l'eczéma variqueux succéder
à un traumatisme. Il en est ainsi dans l'observation XXXI.
Le sujet de l'observation XVI avait de l'eczéma à une
jambe, et l'autre, jusqu'alors indemne, devint malade à
l'occasion d'un coup. Ailleurs le traumatisme aura produit
une plaie qui s'entourera d'eczéma après avoir d'abord
tendu à la cicatrisation (LXII) ; ou même l'éruption ne
surviendra qu'après cicatrisation complète (observation XXVIII).

Mais cette complication se manifeste surtout lorsqu'à
la plaie a succédé un ulcère. Quelle que soit, au reste, la
cause d'un ulcère variqueux, souvent il s'entoure d'une
zone eczémateuse sous l'influence de l'irritation produite
sur la peau par les liquides qui s'en exhalent. C'est vrai-
semblablement là ce que Hévin a en vue quand il parle d'ulcères devenant prurigineux pour ce motif (p. 187, 1793).
Il y a toutefois quelques réserves à faire sur cette explication. Par exemple dans l'observation XXIX la jambe
souffrit de poussées eczémateuses successives à partir du

moment où fut cicatrisé un ulcère. En outre, comme nous le verrons à la fin de ce chapitre, l'eczéma est une cause fréquente d'ulcère variqueux.

Donc, il y a souvent coexistence, sur le même membre, d'eczéma et d'ulcère, et, lorsque cela n'existe pas, une jambe variqueuse et ulcérée a une grande tendance à devenir eczémateuse. Cela est utile à connaître, car les substances irritantes diverses employées pour panser ces ulcères atoniques feront souvent naître la poussée éruptive.

L'acide phénique, par exemple, est un topique parfois fort mauvais, et Martin s'élève avec raison contre les pommades et surtout contre les préparations phéniquées dans le traitement des ulcères de jambe. Assez souvent, cet agent est le point de départ des lésions; plus souvent encore il aggrave celles qui existent déjà. Les observations XXIX et LX prouvent cette nocivité, exagérée encore par le degré de concentration auquel les malades avaient employé le topique. Mais l'acide phénique est même nuisible au titre où il est dans les solutions qui servent actuellement aux pansements usuels.

Je ne veux pas énumérer toutes les pommades qui excitent l'eczéma variqueux. Le malade de l'observation XXI n'a pas eu à se louer du « topique phagédénique » qu'un pharmacien lui avait conseillé; l'observation XXVIII prouve que la pommade camphrée n'est pas toujours innocente.

Les topiques précédents n'étant pas d'une efficacité bien grande dans la cure des ulcères variqueux, leur proscription offre peu d'intérêt, mais il n'en est plus de même pour les bandelettes de diachylon. Or, elles aussi ont parfois l'inconvénient d'engendrer de l'eczéma ou tout au moins de l'irriter, si bien que souvent on ne les met en usage qu'avec réserve lorsqu'une éruption dartreuse coexiste avec un ulcère. Gerdy affirme que le sparadrap provoque facilement l'eczéma sur les membres variqueux, Hardy (p. 76) met le diachylon dans les causes de l'eczéma en général; Lafage (p. 36), Picard (1878 p. 36), Hébra (p. 529) déconseillent le traitement de Baynton lorsque l'ulcère s'accompagne d'eczéma. Auzilhon a la même crainte « chez certains malades à peau très délicate », mais il a le tort d'ajouter « nous n'avons jamais été témoin de ce fait à cause de la rareté de l'ulcère simple chez la femme » (p. 70). C'est même un des rares points où Fontaine, qui a vu cet accident, change le texte d'Auzilhon. Mais l'arrêt prononcé par ces auteurs n'est pas sans appel et Devergie recommande les bandelettes pour les eczémas variqueux au milieu desquels il y a une ulcération (p. 260). Duhring va même jusqu'à les préconiser, elles ou l'onguent diachylon, dans les eczémas variqueux non ulcérés, mais suintants (p. 239).

Les observations rapportées ici semblent donner plutôt raison à ceux qui n'accusent pas le diachylon de trop de méfaits. On ne saurait, sans doute, l'absoudre totalement puisqu'il a provoqué une poussée dans les observations XVIII et XIX; que dans cette dernière, même, l'irritation a été suffisante pour déterminer une lymphangite. Peut-être aussi, est-il coupable dans l'observation XXXVIII, quoique la discussion y soit des plus permises en raison de la poussée faciale concomitante. Mais dans

la grande majorité des observations on voit le traitement
de Baynton être parfaitement supporté, et si l'obs. XLI
mentionne une petite récidive, cela a été après la cicatrisation et par conséquent après cessation des bandelettes.

Les vésicatoires, trop souvent appliqués sur les mollets
pour calmer des crampes dont en méconnaît la cause et
qui tiennent à des varices profondes, peuvent, comme
toute plaie, s'entourer d'eczéma. Tel est le cas dans
l'observation XVII ; et cette interprétation est bien
plausible pour l'*irritation vive* rapportée par l'observation XXIX.

Les cataplasmes de graine de lin sont trop irritants
et occasionnent parfois l'eczéma ou surtout l'aggravent ;
ainsi ont-ils agi, joints à la fatigue, dans l'observation XX,
encore intéressante en ce qu'elle concerne un malade
qui a eu la gale longtemps auparavant et alors l'éruption disparut rapidement, mais laissa pendant six mois
sur la jambe gauche variqueuse, « une tache rouge de la
dimension d'une pièce de 5 francs recouverte de petites
squames blanchâtres ».

Les bains sulfureux seront parfois mal tolérés par les
jambes variqueuses et une poussée d'eczéma peut con-
traindre à les suspendre dans le traitement antisyphiliti-
que (obs. XXII). Heureux encore que le traitement interne
n'ait pas exercé une action nocive, comme cela est noté
dans une observation de Bulkley, où il y avait mélange
de vérole et d'eczéma. La dartre s'aggravait dès que la
médication spécifique amendait les lésions syphilitiques,
tandis que les ulcérations tertiaires reprenaient leur

intensité dès que, le traitement étant cessé, l'eczéma s'améliorait (1).

L'alcoolisme agit d'une manière tout à fait analogue, et quelques auteurs le mettent en tête parmi les causes de l'eczéma variqueux. C'est l'opinion que A. Renault avance, avec réserves il est vrai, dans une note additionnelle à sa thèse; c'est celle que M. Vidal soutient devant ses élèves à l'hôpital St-Louis. L'influence fâcheuse des excès de boisson est indiscutable (obs. I de Bouteiller). Mais les observations rapportées ici et où l'alcoolisme est, en général, recherché avec soin, ne laissent cependant pas croire qu'il y soit plus usuel que dans les autres dermatoses, et, en particulier, que, dans les autres variétés d'eczéma.

Enfin, pour terminer ce que je voulais dire sur l'alliance de la phlébectasie et des irritations extérieures dans l'étiologie de l'eczéma, il me reste à renvoyer à l'observation XXIII, dont le titre à lui seul est démonstratif: « Eczéma des parties découvertes chez un homme (chau-« dronnier) exposé à des irritations professionnelles « (essence minérale ou essence de térébenthine), et « prédisposé à des affections de cet ordre par un déve-« loppement du système veineux, reconnaissable en divers « points du corps et principalement aux membres infé-« rieurs » (2). Ici l'affection avait envahi les membres

______

(1) On the use of the solid rubber bandage, etc.

(2) Dans le courant de l'observation, cet état du système veineux n'est pas décrit. Mais sur l'original le titre est écrit, comme le reste de la main de Thibierge et a probablement été dicté par M. Besnier lui-même.

supérieurs : l'association des deux ordres de causes susdites n'est donc pas exclusivement réservée aux membres inférieurs.

Dans d'autres cas, l'éruption survient sans cause matérielle connue. Mais alors les auteurs qui font de l'eczéma une affection purement locale ne sont pas embarrassés : ils s'abritent derrière les troubles de circulation et d'innervation dont sont toujours atteints les membres variqueux.

Il est certain que, dans ces circonstances, la peau est le siège des désordres connus aujourd'hui sous le nom de troubles trophiques. Elle se pigmente, s'amincit, arrive à se coller sur la face interne du tibia en même temps que l'épiderme, par places luisant, est ailleurs fissuré et squameux. Les ongles eux aussi s'altèrent, les poils, la sueur subissent des modifications. Mais Quenu, Schreider font-ils bien de ranger au milieu de tout cela l'eczéma chronique? Colomiati a vu des dégénérescences des extrémités nerveuses dans les vieux eczémas : ces lésions sont-elles la seule cause en jeu, et même sont-elles cause ou effet? Que l'eczéma puisse se produire sous l'influence de perturbations nerveuses, cela n'est pas douteux. La nature *essentiellement eczémateuse* est affirmée par F. Shearar pour une éruption qui suivait avec une régularité remarquable le trajet des nerfs petit sciatique et saphène externe. Dans l'eczéma variqueux, les troubles de sensibilité démontrent la participation des nerfs. Mais il est vicieux d'appeler eczéma toutes les affections vésico-pustuleuses qui résultent d'une innervation défectueuse et que Weir-Mitchell

groupe, il est vrai, sous la rubrique d'éruptions eczémateuses.

L'eczéma vrai implique une prédisposition spéciale du
sujet : le système nerveux n'a, dans sa production, qu'une
action localisatrice. Donc, deux choses sont à distinguer :
1° Les troubles trophiques ; 2° les éruptions localisées
sur les membres, et en particulier l'eczéma. Cela est
absolument comparable à ce que l'on observe pour les
dermatoses professionnelles où il y a tantôt dermite
exclusivement locale, tantôt eczéma provoqué par une
cause externe, rangé alors par Bazin dans les affections
cutanées mixtes. Cette division est faite avec une grande
netteté par MM. Besnier et Doyon dans une note aux
leçons de Kaposi : « dermite eczématoïde et eczéma ne
sont pas absolument la même chose » (p. 540) ; et plus
loin (p. 569) ils disent que l'eczéma variqueux est sous la
dépendance de l'arthritisme.

Cette dernière opinion avait été d'abord celle de Bazin ;
puis dans ses leçons sur les affections cutanées artificielles
il semble y avoir renoncé pour la majorité des cas. Les
faits paraissent toutefois lui être favorables.

Déjà Hévin (1793) pense que le prurit dans les ulcères
peut dépendre « d'une disposition psorique dans le
malade » (p. 187). C'est là une assertion sans preuves,
de même que celle de Delmont : « L'eczéma est une éruption dartreuse par excellence, et ce vice général de l'éco-
nomie, se traduisant par des éruptions cutanées, pourrait coïncider avec la production de varices qui ne
seraient alors que la cause occasionnelle ».

La démonstration réside en ce fait que la majorité des

individus porteurs d'eczémas variqueux ont eu, ont, ou auront de l'eczéma en d'autres points du corps, contrairement à l'opinion exprimée par Duhring. (Voir plus haut, p. 34).

D'abord, dans certains cas, l'eczéma variqueux est seulement le reliquat d'une éruption généralisée. Dans l'obs. XX il y a eu une cause externe, la gale, mais les obs. XXIV, XXVI et LXI ne sont pas passibles de la même objection.

La chose est encore facile à constater lorsqu'il y a un eczéma concomitant. Parfois des plaques étendues, sèches ou suintantes, couvrent une région quelconque de l'enveloppe cutanée (obs. XXXIII, XXXIX). Ordinairement, il est vrai, on devra y regarder de plus près, examiner avec soin toute la surface du corps et fréquemment alors on trouvera, disséminés sur la peau, des éléments plus ou moins discrets d'eczéma sec, lichénoïde sous forme de petites élevures dures, grosses comme des têtes d'épingle, à sommet recouvert d'une croûtelle noirâtre, accompagnées d'un léger prurit et d'un peu de desquamation furfuracée, éléments en tout identiques à ceux que l'on voit s'émietter sur le pourtour de la plaque jambière. Ainsi dans les obs. XX, XXIV, XXV, XXIX, pour n'en citer que quelques-unes. Il en est de même pour l'obs. XXI communiquée par mon ami Thibierge avec le diagnostic *dermite eczématiforme*; oui, il y a eu irritation par application d'un topique; mais que sont alors les éléments disséminés décrits dans l'observation, sinon de l'eczéma sec? Quelquefois enfin il faudra un examen tout à fait attentif et le petit groupe eczémateux porté entre le pouce et

l'index par le malade XLIII eût facilement passé ina-
perçu.

Il n'est pas rare de voir des sujets qui ignorent absolument l'existence de cette efflorescence discrète. Il n'est
donc pas étonnant que les commémoratifs fassent souvent défaut lorsqu'en l'absence de toute éruption actuelle
on en est réduit à eux. Mais Hébra a tort de dire que l'interrogatoire anamnestique n'a pas de valeur pour établir
une étiologie (p. 539). Dans l'obs. XXX, Rathery décrit
au-devant du thorax et dans le dos « deux plaques présentant une coloration jaunâtre et siège d'une légère desquamation furfuracée. » C'est insuffisant pour en conclure
que c'est de l'eczéma ; mais les commémoratifs établissent
nettement l'existence antérieure « d'une éruption vésiculeuse siégeant à la face et en particulier sur les paupières.
On peut encore s'appuyer sur les cas où l'on apprend
que les malades ont eu des gourmes dans l'enfance, car
on sait aujourd'hui, depuis le récent mémoire de
M. Hip. Martin, que les gourmes sont une manifestation
eczémateuse arthritique et non point scrofuleuse.
(obs. XXXII, XLIX, L, LVII). Ailleurs, enfin une autre
cause extérieure aura, à une époque antérieure, fait naître
de l'eczéma (obs. LXIII).

Une fois ce dépouillement fait, il reste un certain
nombre de malades qui échappent à la règle. Mais
nombre diminue encore si on continue à observer les
patients, car quelques-uns d'entre eux sont atteints
ultérieurement d'une plaque éruptive. La malade XXXI
est restée 16 ans avant de se connaître une éruption
autre que celle de sa jambe. Dans l'observation XXXI

l'état du reste de la peau n'est pas indiqué, mais au bout de quelque temps survint, sous les yeux de M. Lailler, un eczéma impétigineux de la face. Fallait-il décorer du nom d'eczéma léger les petites squames décrites dans l'observation XVII sur la peau normalement colorée de l'avant-bras ? En tous cas, quelques semaines après son entrée, le malade a été envahi par un eczéma aigu généralisé.

On ne manquera pas d'objecter à cette manière de voir que parmi mes cinquante-cinq observations inédites d'eczéma variqueux, il en est vingt-deux dans lesquelles elle se trouve en défaut.

Mais d'abord il est aisé de méconnaître une éruption concomitante tout à fait légère et circonscrite, et surtout il est plus aisé encore de passer à côté du commémoratif. L'observation XXXVII en est un exemple. Lorsque je l'ai recueillie, je n'avais noté dans les antécédents aucune éruption en une autre région du corps et je n'avais vu sur le reste de la peau aucun élément éruptif. Or, pendant un premier séjour à l'hôpital quelques mois auparavant le malade avait été soigné pour un eczéma discret généralisé, ainsi qu'il appert d'une observation rédigée à ce moment par mon ami Hartmann.

De plus, un nombre assez considérable de ces observations ont été recueillies comme ulcères variqueux, et par conséquent avec rapidité, sans trop regarder le reste de la surface du corps. Pour ne parler que de celles qui me sont personnelles, sur les sept qui font exception il y en a trois (XVIII, XLIV, LXXXIII) qui sont dans ce cas. Évidemment aussi, à ce point de vue particulier, il faut éliminer encore l'observation XLVI prise par Hervouet seulement comme dermite papillomateuse suite d'ulcère variqueux puisque l'eczéma accompagnant l'ulcère n'est pas mentionné par lui mais seulement, dans le titre, par M. Lailler. De même encore l'observation XXII où l'eczéma de la jambe a été simplement constaté un jour comme épiphénomène résultant du traitement mis en usage contre une syphilis secondaire. Ces quelques exemples montrent qu'il ne faut pas prendre simplement la moyenne des chiffres brutaux et conclure que l'eczéma concomitant manque dans 22 cas sur 55, soit 40 p. 0/0 : cette proportion est trop élevée, et de beaucoup. Ainsi, parmi les observations de mon ami Hartmann, je n'ai pris que celles qui sont étiquetées *eczéma variqueux* : il y en a 6 et une seule fait exception (obs. XL).

Les causes d'omission sont donc nombreuses, et si l'on parcourt les faits publiés par les divers auteurs, on voit qu'en général ils ne mentionnent l'eczéma des autres régions que lorsqu'il nécessite une intervention thérapeutique. Telles sont les observations II et VII de Bulkley *(on the use of the solid rubber bandage)*. Parmi les cas qui concordent avec ce que je viens d'avancer, je citerai encore les observations XIII de Bazin (1), XIX de Picard (Th. 1873), VI et VII de R. Hassan, I et II de Sacreste et je ferai remarquer que ce dernier auteur ne rapporte que trois faits.

Ces poussées multiples d'eczéma sont bien notées dans

(1) Leç. sur les mal. int. d'orig. arthrit et dartreuse, 1re édit. 1860.

l'observation III de Bouteiller qui conclut de là : « Si les varices ont contribué chez le malade au développement d'un eczéma des jambes, il faut bien admettre qu'elles ne sont pas la cause de l'éruption de la face qui a existé autrefois, pas plus que de celle du dos qui existe maintenant. On peut donc attribuer l'éruption des jambes à une cause générale plutôt qu'aux varices ». On trouve, à cet égard, une observation intéressante due à G.-A. Bethune : l'auteur a des ascendants paternels goutteux ; ni lui ni son père ne le sont, mais ils sont eczémateux. Son père, mort à 91 ans, avait depuis une dizaine d'années de l'eczéma disséminé, mais surtout à la jambe droite, où l'éruption était combinée à des varices et à des ulcères. Cette histoire pathologique sert à Béthune pour combattre l'opinion de White, qui fait de l'eczéma une affection purement locale.

La discussion qui précède semble, en effet, avoir un intérêt réel pour le débat, pendant surtout entre l'école française et l'école de Vienne, au sujet de la nature et des causes de l'eczéma. Hébra donne précisément l'eczéma variqueux comme argument. Mais alors pourquoi cette fréquence de l'eczéma disséminé préalable, concomittant, ou ultérieur ? Dans l'observation XXXVIII le diachylon a, sans contredit, contribué à irriter la jambe, mais on serait injuste envers lui si on le rendait responsable de la poussée survenue en même temps à face.

Donc, au premier abord, dans cette étiologie, on retombe d'une cause locale sur une autre ; des altérations nutritives de la peau sur les traumatismes et irritations qu'elle a à subir. Mais un examen plus approfondi force à admettre autre chose. Il y a toute une série de faits sur lesquels je viens d'insister longuement et qui sont difficilement compatibles avec la doctrine viennoise. Hébra, dans son traité, se dispense de les signaler. Il ne lui eût pourtant pas été difficile de les réfuter avec un argument analogue à celui qui lui permet de nier l'influence de l'hérédité, parce qu'elle n'est pas constante. Quand on voit des familles tout entières eczémateuses « cela peut tout au plus prouver que l'eczéma chez les parents n'exclut pas son apparition chez les enfants » (p. 554).

Malgré tout, Hébra est bien forcé d'admettre (p. 495) que la *susceptibilité particulière* du malade est essentiellement variable. Qu'est cette susceptibilité particulière ? Nul ne saurait le dire, et personne n'ira considérer cela comme une explication.

En résumé, on doit répéter avec Jamieson que si les causes de l'eczéma des membres inférieurs sont absolument comparables à celles des ulcères, il faut cependant faire intervenir un autre élément encore obscur et que, faute d'une connaissance plus exacte, on est obligé d'appeler diathèse eczémateuse. Malheureusement Jamieson n'a pas développé cette pensée. Les malades dont il rapporte l'observation, sont manifestement arthritiques, mais il ne leur constate pas d'autres éruptions actuelles ou antérieures. Les faits que je viens de présenter seront, je l'espère, une preuve sérieuse. Dès lors, l'eczéma variqueux vient confirmer les propositions adoptées par le congrès de Philadelphie (1876) sur le rapport de Bulkley : les causes locales ont un rôle important dans l'étiologie de l'eczéma, mais l'intervention de l'état constitutionnel est indéniable.

Deux facteurs doivent donc se trouver réunis : 1° l'existence des varices ; 2° l'existence de la diathèse eczémateuse.

Les adversaires des causes générales de l'eczéma ne manqueront pas de répondre que la fréquence même de cette coïncidence est un argument contre la réalité de cette assertion ; que deux phénomènes unis l'un à l'autre d'une manière aussi habituelle doivent présenter entre eux un lien causal étroit ; oui, sauf si tous deux dépendent d'une même cause ; si tous deux sont symptômes d'une même maladie.

C'est précisément le cas ici. Les causes locales réduites à elles seules sont aussi impuissantes à élucider la pathogénie des varices que celle de l'eczéma. D'autre part les symptômes concomitants : migraines, asthme, emphysème, craquements articulaires, artério-sclérose et ses conséquences, etc., dépendances, eux aussi, de l'état constitutionnel prouvent que cet état constitutionnel est le même dans ces deux affections. Pour s'en convaincre, il suffira de lire les faits rassemblés par Moreau dans sa thèse sur l'étiologie des varices (1877), et confirmés par les observations (III à XIV) que m'a communiquées mon excellent ami Besançon.

Je ne chercherai pas à aller plus loin, à choisir entre les termes d'arthritisme, ou d'herpétisme ; à déterminer s'ils désignent tout deux un seul et même état constitutionnel ; à savoir s'il faut, avec Bazin, différencier les eczémas arthritiques et herpétiques ; ou, avec Hardy, rapporter le tout à la dartre. Peu importe : le point capital est d'être bien persuadé que dans les investigations étiologiques, il faut remonter au delà des causes locales.

Evidemment, quand on est arrivé à une de ces causes, l'esprit tend à se déclarer satisfait. Mais il ne tarde pas à s'apercevoir qu'elle n'a produit son effet que parce qu'elle agissait sur un terrain préparé à l'avance par des altérations lentes, jusqu'alors latentes, dues à une maladie chronique. Là, nous sommes encore dans le doute et Hébra a beau jeu pour demander la formule chimique de l'arthritisme : mais a-t-il donné à Doyon celle de la syphilis ? Quoi qu'en dise White, l'arthritisme existe ailleurs que dans l'imagination des auteurs français, et la seule voie féconde en dermatologie est celle où s'est engagé Bazin. C'est ainsi seulement qu'on peut arriver à savoir ce que signifie une lésion cutanée, qu'on peut remonter du symptôme à la maladie sans s'arrêter, comme Hébra, à la cause occasionnelle qui a localisé la manifestation actuelle. Si Israël eût été imbu de ces principes, il n'aurait pas écrit, dans la statistique des ulcères variqueux qu'il a soignés : « Chez les hommes, les varices étaient héréditaires ; les femmes avaient acquis les leurs lors d'un accouchement ».

SYMPTOMES

Quoique l'eczéma variqueux soit de même nature que les autres eczémas, que les varices aient un rôle localisateur et non générateur, il est cependant nécessaire d'en donner une description clinique assez détaillée. Sans doute, il y a beaucoup de symptômes qui n'ont ici rien de spécial et qui, par conséquent, ne seront pas étudiés dans ce chapitre. Ce n'est, par exemple, pas le lieu de se demander si le début par éléments vésiculeux est constant ou non ; s'il faut donner de l'eczéma la définition de Devergie ou celle de Bazin ou celle de Hardy. Mais il y a des modifications symptomatiques intéressantes, et surtout l'évolution, les complications de la dermatose acquièrent un cachet particulier dû à l'intervention de l'élément variqueux.

Le début peut se faire directement à la jambe ; ailleurs le sujet souffrira d'abord d'un eczéma plus ou moins généralisé qui persistera aux membres inférieurs. Mais ces membres n'étaient-ils atteints jusque là d'aucune éruption ? C'est ce qu'il est difficile d'affirmer vu l'existence fréquente sur eux de petits placards secs, nummulaires qui sont le premier degré de l'affection. Puis, pour une cause ou pour une autre, la maladie s'étend, envahit des surfaces plus ou moins larges, et, à ce degré plus avancé, se présente sous deux formes principales : l'une sèche, chronique, très squameuse, l'autre plus animée, suintante, plus aiguë et surtout plus souvent exaspérée par des poussées aiguës.

Telles sont les trois formes dont je vais tâcher d'esquisser la symptomatologie, en les prenant d'abord à leur période d'état.

I. *Eczéma nummulaire, sec*. — Il est fréquent de rencontrer sur les jambes atteintes de varices des placards d'eczéma sec, chronique, variant, comme dimensions, entre celles d'une pièce de 0 fr. 20 et d'une pièce de 2 fr. Ils sont irrégulièrement arrondis ; leur couleur est d'un rose brunâtre, ordinairement un peu cuivrée, parfois légèrement violacée. Ils forment une faible saillie et leurs bords se mettent graduellement de niveau avec les téguments sains. Sur eux, la peau est sèche, ridée, un peu infiltrée, se plissant moins bien que normalement. Elle est recouverte d'assez nombreuses squames furfuracées et la pulpe du doigt la trouve rugueuse. En y regardant de plus près on voit que les rugosités sont dues à la réunion de petits points élevés, durs, de coloration plus foncée que le reste de la plaque. Les bords sont diffus et s'effacent peu à peu par suite de la moindre confluence des petits points foncés précédemment décrits. Ils s'émiettent, pour ainsi dire, et tout autour il existe de petits boutons, fins comme des têtes d'épingles, secs, un peu acuminés, à sommet recouvert d'une croûtelle noirâtre, entourés d'une collerette épidermique qui repose sur une peau d'un rose brun clair. Sauf cette légère coloration, ces éléments sont semblables à ceux de l'eczéma sec lichénoïde, discret, souvent disséminé sur le reste du corps.

Ces petits placards diffèrent donc de l'eczéma nummulaire de Devergie, où une surface squameuse non saillante, de la largeur d'une pièce de 5 fr., laisse sourdre un peu de sérosité lorsque les lamelles sont enlevées. Ici la sécheresse est absolue, et l'éruption se distingue assez bien, d'autre part, de l'eczéma sec ordinaire. Ce dernier est plus rarement réuni en îlots semblables, et quand cela a lieu leur coloration est moins brune. Donc, à ce degré déjà, les varices révèlent leur action par une tendance à la pigmentation et à l'infiltration. Au reste, souvent elles auront déjà produit sur ces membres les taches pigmentaires décrites par M. Verneuil. De là un aspect utile à connaître, car il n'est pas rare que cet eczéma bénin atteigne une jambe où les veines superficielles sont indemnes et appelle ainsi l'attention sur les varices profondes.

Ce n'est pas, toutefois, que les malades s'adressent au médecin à cause de cette éruption : un prurit, faible et inconstant, est le seul symptôme fonctionnel et les patients n'en ont cure. Si bien que les sujets chez lesquels j'ai pu observer cette forme venaient se faire traiter pour autre chose; pour des plaques bizarres d'une sorte de sclérodermie (obs. II); pour des ulcérations ecthymateuses (LXV), pour un écrasement de pied (LXXXIX). Mais il serait aisé de multiplier les observations : c'est une lésion absolument vulgaire des membres variqueux. Seulement il faut la chercher pour la trouver, car les malades en ignorent généralement l'existence. Cette ignorance est un argument en faveur de la chronicité d'emblée, quoi qu'en dise Hébra pour qui tout eczéma chronique « présente la forme aiguë dans les premiers jours de son apparition et ne diffère de cette dernière que par des récidives répétées dont chacune reproduit de nouveau le type aigu » (p. 498). Tout au contraire, ces placards chroniques pourront être le point de départ de poussées plus étendues. Ainsi, dans l'obs. XL, pendant douze ans une éruption à peu près stationnaire a siégé au cou-de-pied et au bout de ce temps a pris de l'extension.

En raison des relations de l'eczéma variqueux plus

sévère et des ulcères variqueux, en raison de la discussion à laquelle donne lieu le siège de ces ulcères, il est bon de rechercher immédiatement si, dès le début, l'éruption a un siège de prédilection. Or il ne semble pas en être ainsi et les petites plaques précédemment décrites existent aussi bien en haut qu'en bas; en arrière qu'en avant; en dehors qu'en dedans. Dans une observation, Cruveilhier nous montre un officier de 66 ans, ayant au creux du jarret une tumeur variqueuse autour de laquelle il y avait « de l'œdème, une couleur brune de la peau et des dartres furfuracées » (II, p. 811), Jamieson érige presque cela en loi et dit que très souvent des éruptions localisées se voient d'abord au jarret, à la face interne du genou, ou sur l'os de la jambe « toutes places où les premières varices se manifestent » (p. 1062). Cette corrélation est possible, mais sa constance n'est pas démontrée.

Dans le même passage, Jamieson considère que ces petits placards sont « un signal d'alarme » annonçant que l'on doit se méfier d'une atteinte plus grave. Certainement cette éruption est souvent immobile pendant des années; le malade ne se souvient plus de sa date d'apparition. Mais trop souvent aussi elle s'aggrave, s'étend, restant chronique ou devenant aiguë. Cela se produit tantôt sans cause connue, tantôt sous l'influence d'irritations locales, parmi lesquelles il faut faire entrer en ligne de compte le grattage occasionné par le prurit.

II. *Eczéma variqueux à larges squames.* — L'eczéma variqueux est susceptible de s'étendre considérablement en restant à l'état chronique, ou tout au plus subaigu, et alors les larges surfaces qu'il a envahies ont une apparence très spéciale, caractérisée surtout par des squames larges, que certains auteurs mentionnent mais sans attirer l'attention sur leur importance; or cela semble être tout à fait particulier à l'eczéma variqueux. Il est probable que c'est dans ces circonstances que Cazenave et Schedel ont observé ces eczémas « ressemblant à s'y méprendre à certaines affections squameuses proprement dites (psoriasis), d'autant plus que ces squames ne sont plus produites par la concrétion du liquide exhalé mais qu'elles paraissent être (comme dans les maladies squa-meuses), des lamelles d'épiderme altéré. L'apparition de vésicules pourrait éclairer sur la véritabble nature de l'éruption » (p. 97). Rommilly confirme cette descrip-tion, donné d'après Biett en y ajoutant l'épaississement, la rougeur et les gerçures des téguments (p. 12). Kloc-zewski la complète en dépeignant « les écailles épaisses, dures, coriaces, jaunâtres ou blanchâtres, quelquefois très larges, adhérentes par un de leurs bords, soulevées dans d'autres, et, qui par leur aspect, rappellent les lichens qui couvrent l'écorce des jambes » (Herpès squa-meux lichénoïde d'Alibert, p. 21).

Ces auteurs classent cette variété parmi les eczémas secs, mais aucun ne signale ses connexions avec l'état variqueux. Aucun même ne parle de l'eczéma des jambes. Bazin, au contraire, insiste sur l'eczéma variqueux, et, dans la description déjà citée il dit que cet eczéma perd rapidement la forme croûteuse pour se recouvrir de squames foliacées sous lesquelles il y a une surface habi-tuellement sèche. Mais l'aspect de l'éruption est moins bien indiqué.

L'observation XXXIX est le type de cette forme, où sur une peau rugueuse et chagrinée, sèche, de coloration rose, un peu violacée dans le bas, on voit des squames larges, peu adhérentes, à moitié détachées, analogues à du collodion. Ces squames sont arrondies, décollées par leurs bords qui sont plus amincis que le centre : quand on les arrache, elles laissent à nu une surface non exulcérée qui redevient rapidement squameuse.

Lorsque les cataplasmes ont fait tomber les écailles, on se trouve en présence d'une peau légèrement rose, un peu brunâtre, piquetée de points rouges, lisse, n'offrant que quelques fissures, peu suintantes. L'eau glycérinée ou la vaseline maintiennent facilement la souplesse de ces téguments, qui ne sont pas envahis par une infiltration notable.

L'étendue de ces plaques peut être considérable ; toute la jambe est parfois atteinte et l'éruption s'étend plus ou moins sur le dos du pied pour s'arrêter en haut et en avant sous la tubérosité antérieure du tibia tandis qu'en arrière le creux du jarret est partiellement envahi.

L'aspect de cette dermatose ne rappelle guère l'eczéma, et le diagnostic eût peut-être été délicat dans l'observation XXXIX si l'on n'avait eu pour se guider l'éruption des avant-bras. Biett a raison de dire que le diagnostic est souvent éclairé par l'existence de vésicules autour de la plaque principale, sur les bords. Mais ici il n'en était rien et tout au contraire un des caractères les plus remarquables de cette forme est la netteté avec laquelle les bords se délimitent. Légèrement saillants, ils tranchent par leur couleur sur celle des téguments ambiants : le passage se fait sans transition. Plus loin, sans doute, il peut y avoir quelques boutons eczémateux disséminés, sur la cuisse par exemple. Mais on ne voit pas les éléments dissocier les bords et les prolonger au milieu de la peau saine sous forme de traînées irrégulières, ainsi que cela est habituel. En bas, sur le dos du pied, ce bord forme à peu près une guêtre horizontale passant sous les malléoles. Sa netteté s'explique, à la jonction des faces dorsale et plantaire, par l'épaisseur considérable de l'épiderme plantaire. En avant, il est possible qu'on doive faire intervenir la chaussure, car dans la classe observée à l'hôpital il s'en faut que la bottine soit ajustée et comprime la région malléolaire : il n'y a guère qu'un cercle de pression, à la jonction de la guêtre et de l'empeigne. L'interprétation est moins aisée pour la netteté du bord supérieur car sa hauteur plus grande en arrière qu'en avant interdit de s'en prendre à la constriction exercée par la jarretière. Il est vrai qu'en haut ce caractère est moins tranché, qu'il n'existe guère que dans l'observation XXXIX, et non point chez d'autres malades où l'eczéma offre des caractères intermédiaires à cette forme et à la forme ordinaire, suintante.

La chronicité n'est guère moindre dans l'observation XXXVIII, et l'éruption entoure également toute la jambe jusqu'à la tubérosité tibiale ; le dos du pied est atteint ; il y a des squames foliacées, mais elles sont croûteuses ; par places le bord présente la dissémination classique des éléments eczémateux. Le suintement est modéré, mais les fissures sont nombreuses, et il s'est même produit une ulcération.

Ailleurs enfin l'acuité sera plus accentuée, toujours avec une certaine tendance à la formation des squames, et à la netteté des bords. Le suintement devient plus abondant ; la couleur est plus animée (obs. XXXVII et XXVI). Il y a là une sorte de transition avec la forme la plus usuelle de l'eczéma variqueux parvenu à une certaine importance : il s'agit alors d'un eczéma suintant, à poussées aiguës successives, et son pronostic est beaucoup plus sérieux.

En effet, dans les cas que je viens d'analyser, l'état inflammatoire est peu accentué ; les ulcérations sont rares et peu profondes ; et surtout l'infiltration des téguments n'est pas bien considérable. Le bas de la jambe est bien un peu œdémateux, violacé, mais, après traitement, on trouve que la souplesse n'est pas très diminuée. Aussi ces malades restent-ils à l'hôpital pendant un temps relativement court, et surtout sont-ils moins exposés, s'ils se surveillent avec soin, à des récidives incessantes, dont chacune aggrave la maladie. Les troubles fonctionnels, ne sont pas très graves : il y a du prurit, de la cuisson, mais la marche et par conséquent le travail, restent possibles pendant longtemps. Par exemple, il a fallu 12 ans pour que la femme XL fut contrainte de cesser ses occupations, et encore était-elle à peu près valide au bout d'un mois. Mais tout s'aggrave dans la forme suivante.

III. — *Eczéma variqueux aigu et suintant.* — Cet eczéma par sa couleur, ses fissures, son suintement, ses bords diffus où s'égrènent les éléments vésiculeux ressemble beaucoup à l'eczéma simple. Il s'ajoute cependant quelques caractères distinctifs, qui n'existent pas pour l'eczéma des jambes non variqueuses, comme cela peut être vérifié par certains eczémas généralisés. J'ai observé deux malades de cette dernière catégorie et l'éruption des jambes était semblable à celle des autres régions. Il n'en est plus de même quand il y a des varices.

C'est surtout par l'examen de malades atteints de placards eczémateux multiples qu'on se rend un compte exact de ces différences. On peut se reporter, par exemple, aux observations XV, XXXIII, XXXIV, XXXV, XXXVI. Là, il ne s'agit pas seulement d'éléments lichénoïdes, discrets, disséminés, mais il y a de véritables plaques eczémateuses ; or, tandis qu'elles restent sèches ailleurs, elles sont aux jambes, plus rouges, plus animées, suintantes. Bazin a donc tort de dire que la surface est habituellement sèche.

Le suintement de l'eczéma variqueux ne dépasse certainement pas les limites que peut atteindre celui d'une plaque quelconque. Mais probablement en raison de certaines différences dans la composition de la sérosité exhalée, la surface malade exposée à l'air reste plus humide, tend moins à devenir croûteuse.

Cela n'est pas absolu, et si, quand les croûtes existent, elles sont moins jaunes, moins épaisses, elles peuvent revêtir la forme impétigineuse (obs. XXVIII).

Ailleurs, malgré une rougeur intense, les fissures seront rares, le suintement peu abondant. Les vésicules, les croûtes durent peu, et il reste une peau rouge, tendue, recouverte d'un épiderme lisse, luisant, très aminci, et cette rougeur, à contour diffus, se perd en se dispersant

sur ses limites en une quantité de petits boutons dont
quelques-uns présentent des squames furfuracée (obs.
XXIV et XXV). Et souvent, après cessation du suintement, la rougeur continue pendant longtemps encore :
elle persistait un mois après, dans l'observation XXV.
Cette surface rouge n'est pas toujours de coloration uniforme : il est fréquent d'y voir un pointillé rouge plus
accusé que dans les autres eczémas.

Mais ce poli de la surface manque souvent. Il n'est
pas rare que les fissures, les exulcérations surtout, prennent une extension notable. Il se creuse des érosions
superficielles, quelquefois très larges, hérissées de petites
saillies punctiformes ; le fond est d'une coloration jaunâtre et il est enduit d'une matière peu consistante,
étalée en couche mince. Les bords sont sinueux, décrivent des trajets irréguliers ; découpés comme à l'emporte-
pièce, ils dessinent sur l'éruption des figures comparables
à des cartes de géographie. Par endroits, ils ont la forme
d'arcs de cercle et cette disposition montre que la grande
surface se constitue par coalescence des exulcérations,
arrondies due aux vésico-pustules élémentaires. Et en
effet, à la périphérie de la plaque en voie d'accroissement,
il y a des soulèvements épidermiques ronds, gros comme
des lentilles distendus par un liquide jaunâtre, séro-purulent et sous lesquels il y a une dénudation circulaire du
derme.

C'est en raison des dispositions précédentes que, lorsque les cataplasmes ont détergé la région malade, la
surface de cet eczéma variqueux a un aspect granité qui
diffère de la surface unie d'un eczéma ordinaire soumis

au même traitement. Et lorsque l'eczéma variqueux est, lui aussi, lisse, il se distincte des autres par une plus grande rougeur et une plus grande tension.

Les auteurs sont en désaccord sur l'intensité de la démangeaison. Pour n'en citer que deux, elle est fort modérée au dire de Bazin, elle est sévère d'après Jamieson. En réalité elle est variable et sur les plaques suintantes : le prurit et la cuisson s'associent à des degrés divers. Ainsi, dans l'observation XV, la démangeaison est moins forte aux jambes, où l'eczéma est suintant et lié à des varices profondes, qu'aux membres supérieurs où il est sec. Dans d'autres cas, les douleurs seront vives (observations XXVIII et LXIX).

Souvent la chaleur du lit aggrave les souffrances, ou bien, c'est au contraire la station verticale, qui, en même temps, est susceptible d'augmenter le traitement et de provoquer de l'œdème pendant que l'éruption prend une rougeur livide, d'autant plus prononcée que la station a été prolongée (obs. XV). Si donc, jusqu'à présent, la stase sanguine due aux varices s'est bornée à produire l'excès de rougeur et de tension, ou bien la tendance à l'exulcération, elle commence, à présent, à se manifester par des phénomènes plus évidents et fréquemment, dans les points laissés libres par l'éruption, la peau est violacée, presque d'un rouge vineux (obs. XXI, XXIV) et bientôt l'éruption participe à cet épaississement, à cet œdème et prend une coloration également violacée (obs. XXXV).

Lorsque la stase veineuse s'exagère, les membres variqueux sont aisément sujets aux sugillations purpuriques. Cela peut se produire dans l'eczéma variqueux, et Rayer,

copié par Dubois (p. 16) y signale les pétéchies. La teinte
ecchymotique existe, dans l'observation XXXII sur le
membre non eczémateux, mais dans l'observation XXXI,
le piqueté hémorrhagique fait nettement partie de la
dermatose, tout comme dans l'observation XIX où, il
est vrai on ne saurait, autour de la plaque, faire exactement la part de l'eczéma aigu et de la lymphangite.

La propension des phlébectasies à faire apparaître sur
la peau des taches pigmentaires, contribue également à
modifier l'apparence de l'eczéma variqueux en lui com-
muniquant une couleur brune particulière. Dans la
majorité des cas, cela ne survient qu'assez tard, avec
l'infiltration, les ulcères, les cicatrices, accidents étudiés
plus loin. Mais parfois, c'est un phénomène précoce; les
taches pigmentaires dues aux varices, sont rapidement
associées aux placards dartreux (obs. XL).

Telles sont les principales variétés symptomatiques de
l'eczéma variqueux, avec quelques-uns des traits qui
changent en lui la physionomie ordinaire de l'eczéma.
Tout cela s'exagère à mesure que l'éruption vieillit et peu
à peu l'état eczémateux s'efface devant l'état variqueux.
De là toute une succession de complications qui vont être
indiquées dans un instant. Mais auparavant, il faut dire
quel est le siège des lésions que je viens de décrire.

Dans les formes chroniques, cette question a été es-
quissée précédemment. Là, elle était subsidiaire : ici elle
devient importante à cause de la formation fréquente de
véritables ulcères.

Deux points sont certains : d'abord, dans cette dernière
forme l'état variqueux devient peu à peu prédominant;

en second lieu, les lésions d'origine variqueuse ont une prédilection générale par la face interne du tiers inférieur de la jambe et elles ont ordinairement une marche ascendante.

Cela a lieu également dans la majorité des cas d'eczéma variqueux suintant et étendu. Mais il est réellement exagéré de dire avec Devergie que le siège permet de différencier l'eczéma variqueux des autres eczémas des jambes.

Si l'on prend les lésions à leur période d'état, on constate que souvent la jambe est envahie dans toute sa hauteur et sur toute sa circonférence. L'éruption prend assez souvent le creux poplité, mais remonte rarement à la cuisse : cela existe toutefois dans une de mes observations, où, il est vrai, le malade était en même temps sous le coup d'une poussée aux avant-bras (XVII). Il est moins rare qu'elle gagne le dos du pied (obs. VI, XVI, XXVI, XXXVII, XXXVIII, XL, XLII).

Dans quelques cas, assez exceptionnels, la plante des pieds ne reste pas indemne. Sans qu'il y ait d'eczéma, elle est souvent, sur les membres variqueux, recouverte d'un épiderme épaissi, sujet à une desquamation très active. A cela, il s'ajoute parfois quelques éléments éruptifs, quelques petits boutons arrondis sur lesquels la peau desquame et qui sont le siège de démangeaisons (obs. LI). L'affection est plus avancée dans d'autres cas : ainsi dans l'observation VI de Jamieson (p. 1067); alors « le bord antérieur de l'éruption, vers les orteils, au lieu de s'éteindre graduellement est nettement limité. Cela résulte de l'épaisseur de la couche cornée, en sorte que l'inflammation du réseau muqueux et du chorion n'est pas visible à travers elle, et ne se manifeste à l'extérieur que quand elle est arrivée à un degré suffisant pour faire tomber l'épiderme ».

Peut-être même, enfin, les varices jouent-elles un rôle dans certains eczémas localisés à la plante du pied. Je rapporte une observation de ce genre (XLI) où M. Lailler admet la possibilité de leur intervention. Mais ici, l'étiologie est discutable et une seule observation ne permet que de poser la question.

La localisation initiale à la plante du pied a peu d'impor= tance pour les accidents ultérieurs. Mais le point de départ à la jambe mérite une attention plus sérieuse, à cause de ses connexions avec le siège des ulcères produits par l'eczéma. Déjà j'ai fait voir qu'il n'y a rien de fixe dans la dissémination des petits placards secs de la première variété : or ces îlots sont une des origines de l'eczéma suintant, puis ulcéreux. A cela il faut joindre la variabilité des causes déterminantes et de leur lieu d'application pri- mitif. Un traumatisme, une irritation quelconque, la rupture d'une varice peuvent siéger un peu partout et cau- seront de l'eczéma en haut et en avant (XXI), en arrière (XVII). Sans qu'aucune action localisatrice soit notée, le placard dartreux peut s'observer en haut (XXIV), en arrière (XXXII), à la face interne du mollet (XXXIV), en dehors (XL).

Nous avons vu que, dans les deux premières formes, les fonctions du membre ne sont pas compromises, ou du moins ne le sont que peu et lentement. Dans la dernière, cela change, malgré l'opinion de Bazin, pour qui le pronostic de l'eczéma variqueux n'offre aucune gravité. Quand l'éruption acquiert une certaine intensité les démangeaisons, les cuissons, sont capables d'empêcher le sommeil en même temps que le gonflement, la lourdeur des membres entravent la marche progressivement devenue pénible, puis douloureuse. Le malade est enfin relégué à la chambre, au lit même.

S'il se soigne bien, il vient assez facilement à bout de la poussée actuelle, mais il reste exposé à une nouvelle atteinte dès qu'il recommence à marcher, à travailler. Parfois, il sera pendant longtemps tranquille ; le sujet XXXV a mis trente ans d'intervalle entre deux attaques et en deux mois était guéri de la seconde. Malheureusement, à cette observation on peut opposer presque toutes les autres et elles permettent d'affirmer que presque toujours la thérapeutique n'a que des succès temporaires. Les patients qui n'ont pas déjà plusieurs séjours à l'hôpital sont, pour la plupart, ceux où la maladie est de date récente. L'eczéma variqueux est une affection d'une chronicité désespérante : pour employer une expression de Requin, il y a une succession chronique d'exanthèmes aigus. L'obs. XVI en est un bel exemple : l'eczéma date de 26 ans, et, sans avoir jamais été guéri, il a passé par une série d'aggravations et d'améliorations.

Ces exacerbations de la maladie peuvent dépendre à peu près uniquement de l'état général : aucune cause locale n'est apparente. Ainsi, on se demande ce qui a, du jour au lendemain, après cicatrisation presque complète d'un ulcère variqueux, rendu la peau rouge, fissurée, suintante dans une observation de Staes Brame. La coexistence de deux poussées, une à la jambe et une ailleurs, à la face par exemple (obs. XXXVIII) démontre cette influence de l'état général ; ou bien la cause est dans un excès alcoolique, ou bien enfin dans une irritation locale, d'autant plus que les malades, lassés par la ténacité de l'affection, la soumettent à des traitements variés, mais souvent nuisibles. Toutes les causes externes signalées comme susceptibles de produire l'eczéma variqueux sont, à *fortiori*, capables d'aggraver une éruption préexistante.

C'est surtout dans ces dernières circonstances, ou lorsque le sujet est empêché de se reposer en temps opportun, que surviennent certaines complications inflammatoires. A un degré léger, tout se borne à une rougeur douloureuse sur laquelle se font quelques phlyctènes. Cela cède, en général, aux émollients, mais aussi, une lymphangite véritable peut se déclarer, avec cordons indurés et engorgement ganglionnaire (obs. L), ou avec une adénite douloureuse sans lymphangite trajective (LXII). Enfin, même, l'érysipèle est probable dans l'obs. XIX ; il est affirmé dans l'obs. XXV. Dans ces cas, les fissures eczémateuses ont généralement dégénéré en ulcérations de notables dimensions. Mais pas toujours, et la douleur, avec engorgement des ganglions cruraux, existe, par exemple dans l'obs. XXVIII.

D'ailleurs, lorsqu'on examine un membre atteint depuis longtemps d'eczéma variqueux, il est bien rare qu'on n'y trouve pas quelques points où le derme est entamé plus profondément et souvent, quand on le recherche, on s'aperçoit de l'engorgement des ganglions cruraux. C'est qu'autour de ces solutions de continuité il se passe des

phénomènes de lymphangite chronique qui ont certainement, comme le pense Schreider (p. 27), une part dans
les infiltrations dont le tissu cellulaire est le siège et dans
lesquelles les varices surtout interviennent avec activité.

CONSÉQUENCES TARDIVES DE L'ECZÉMA SUR LES MEMBRES

VARIQUEUX

Il est reconnu par tous les auteurs que l'eczéma, lorsqu'il guérit, disparaît sans laisser de traces, quel que soit
le temps pendant lequel il a affecté une région du corps.
Mais tous, aussi, font, à juste titre, une exception pour
l'eczéma variqueux. En général, cependant, ils ne mettent pas en relief une distinction assez importante et que
j'ai déjà indiquée rapidement : les varices ont localisé
l'eczéma; une fois cela fait, les lésions profondes dont
la peau va être atteinte proviennent surtout de l'état variqueux. Mais il n'y a là rien qui soit réellement spécial à
l'eczéma. Toute inflammation chronique en peut produire
autant. Les phénomènes ici sont sensiblement identiques
à ceux que l'on constate lorsque des ulcérations syphilitiques sont localisées sur les membres variqueux; ou
lorsque, sans intervention d'aucun élément éruptif, un
traumatisme a produit un ulcère variqueux simple. Il
suffit seulement que, pour une cause ou pour une autre,
les lésions et l'irritation qu'elles entraînent persistent
pendant assez longtemps.

En raison de sa chronicité innée, l'eczéma réalise fort bien cette condition, d'autant plus qu'il se trouve sur un terrain où la circulation alanguie favorise encore cette chronicité. C'est pour cela que, lorsque les symptômes sérieux ont disparu, la peau reste pendant longtemps rouge et farineuse; dans l'obs. XVI, un an après un eczéma considéré comme guéri, on note encore un état ichthyosique des téguments. Puis, sur cette peau se succèdent des éruptions plus ou moins aiguës et confluentes. Chaque fois la congestion ainsi provoquée s'ajoute à la stase préexistante et un cercle vicieux s'établit entre l'infiltration prédisposant aux recrudescences d'eczéma et les recrudescences qui, de leur côté, augmentent l'infiltration.

Sans aucune cause occasionnelle apparente, la peau des jambes variqueuses a une disposition bien connue à la pigmentation, même lorsque les phlébectasies sont exclusivement profondes. Dès qu'une irritation survient c'est une cause d'appel pour le pigment. L'eczéma ne fait pas exception à la règle et même cette pigmentation se produit assez rapidement pour qu'elle ait due être rangée, plus haut, parmi les symptômes simples de l'eczéma variqueux. Dans les cas. bénins, lorsque l'eczéma guérit bien, il laisse après lui une couleur brune diffuse notable signalée par Colson et Barthélemy. (note à Duhring, p. 181), et dont Radouan (1875) dit avec raison qu'elle dépend plutôt des varices que de l'eczéma passé. Jamieson surtout a insisté sur ce fait, en en donnant toutefois une explication hasardeuse; cela est dû, dit-il, en partie à la transsudation de la matière colorante du sang, conséquence du ralentissement de la circulation. Mais il ajoute : « nous ne pouvons considérer ce dépôt de pigment comme une maladie quoiqu'il *défigure* jusqu'à un certain point. Ce bronzage rend la peau moins sensible, comme cela arrive à la face des gens exposés au soleil et à la pluie. C'est, en fait, un de ces efforts protecteurs de la nature, dont nous avons de si nombreux exemples. La coloration plus foncée de la peau semble voiler les vaisseaux et les nerfs, et les protéger ainsi jusqu'à un certain point contre les agents irritants, chaleur et lumière, et peut être pourons-nous y joindre les actions mécaniques aussi ». On trouvera peut-être que c'est pousser un peu loin la doctrine des causes finales.

La pigmentation persiste quelquefois seule mais ordinairement à elle se joignent l'infiltration et l'induration de la peau et des tissus sous-cutanés. Elles aussi sont l'exagération de certains symptômes usuels de l'eczéma variqueux.

L'épaississement, le manque de souplesse acquièrent vite, parmi ces symptômes, une importance réelle. Après quatre semaines d'éruption, cela mérite une mention spéciale dans l'obs. XXXV, où cependant la guérison se fit en deux mois. Puis cet état devient permanent et alors la peau, plus ou moins squameuse, privée de ses poils, présentant, par moments, de la rougeur et des fissures suintantes, est épaissie, lardacée, dure, impossible à plisser, immobile. On ne peut y déterminer la dépression de l'œdème, mais cela redevient possible sur le dos du pied, ordinairement indemne de cette altération.

Cette peau a la coloration bronzée du jambon fumé, ou
bien elle prend des tons d'un rouge vineux.

Souvent, tout le tour de la jambe est ainsi envahi. Je
n'ai pas à revenir ici sur les limites de cette altération,
qui sont celles de l'eczéma variqueux lui-même. Les
bords se continuent par une pente insensible avec la peau
saine, surtout en haut, car en bas, ils forment une sorte
de bourrelet sur le cou-de-pied. Peu à peu, la souplesse
revient, et après une zone rouge violacée sur laquelle il
y a quelquefois de petits éléments eczémateux secs disséminés, vient une zone pigmentée, qui progressivement
pâlit, et se dissocie, pour se continuer par un contour
estompé avec la peau de coloration normale qui revêt le
genou et la cuisse.

La surface de ces téguments, à part quelques squames
épidermiques, peut être sensiblement lisse et même luisante (obs. XLII). Mais dans la majorité des cas, cet état
est seulement transitoire et la peau devient irrégulièrement mamelonnée, vallonnée pour ainsi dire. Elle ressemble à celle de certaines oranges à peau épaisse, où des
sillons assez profonds rampent entre des tubercules nettement accentués (XLIII). Cela est signalé, en général,
dans les auteurs sous le nom d'*eczéma verruqueux*, et
c'est le début des exubérances papillaires auxquelles les
membres variqueux sont exposés.

Dans tout eczéma il y a hypertrophie, infiltration des
papilles ; Besiadecki fait même de l'eczéma une lésion portant principalement sur le corps papillaire ; et cela s'accentue surtout dans l'eczéma chronique. D'autre part, les
papilles subissent aussi une augmentation considérable

de volume dans tous les épaississements cutanés où les varices sont en jeu. Cela est bien décrit par Billroth, (p. 476), par Gilson, dans la zone indurée qui entoure les ulcères variqueux. Aussi, par association de ces deux causes, arrivera-t-on à des hypertrophies papillaires énormes.

A un léger degré, les papilles sont encore noyées dans l'épiderme épaissi, et de là l'état verruqueux que je viens de mentionner (LXI). Si alors le membre a macéré pendant quelque temps dans les cataplasmes, on voit de petits points rouges, violacés, séparés les uns des autres par une gangue translucide, sorte de gelée formée par les couches profondes de l'épiderme. Le tout est recouvert par une mince lamelle épidermique, lisse et luisante. A un état plus avancé, les cataplasmes mettent en évidence les villosités papillaires filiformes, visibles d'abord à la loupe (LIV) puis à l'œil nu (XLIV, XLV, LXXXIII), et donnent alors à la peau l'aspect du velours d'Utrecht. Enfin, plus tard, les saillies deviennent tout à fait libres, et, dégagées des croûtes et des squames, elles hérissent la partie inférieure du membre, autour du cou-de-pied. Cela peut même gagner le dos du pied, voire le dos des orteils, et, comme le disent Barthélemy et Colson (note à Duhring p. 238) « Il y a une *hypertrophie parfois monstrueuse des papilles* qui se recouvrent d'un épiderme épaissi et crevassé à la façon de l'écorce des vieux ormes ». Le degré extrême de cette dermite papillo-mateuse est décrit par Hervouet dans l'observation XLVI, et là on suit la marche des accidents et leur aggravation progressive de haut en bas.

Ici, en effet, les varices reprennent leurs droits. Le début de l'eczéma peut se faire un peu partout sur la jambe. Les lésions dont la description vient d'être donnée ont une marche ascendante, et, pas plus que celles qui accompagnent les ulcères variqueux ordinaires, elles ne remontent au-dessus du genou. Rarement elles envahissent le pied, ce qui est probablement en rapport avec la compression exercée par la chaussure : mais l'observation XLVI prouve que ce n'est pas une règle absolue.

L'eczéma est donc une des causes de la dermité hypertrophique et l'on ne saurait dire avec Clais « La description de l'eczéma est trop connue pour que nous y insistions ; nous ne l'avons rappelée que pour établir une distinction absolue entre cette forme et la forme hypertrophique avec ses diverses variétés ». Il est vicieux de faire un diagnostic différentiel entre une affection et une de ses conséquences.

Mais il faut éviter de confondre l'eczéma avec les véritables troubles trophiques dont la peau des membres variqueux peut être atteinte. Dans les lésions hypertrophiques, l'œdème, l'infiltration, l'élément veineux en un mot, réclament la part principale. Dans d'autres cas, c'est surtout l'élément nerveux que l'on a à invoquer, et alors il s'agit de lésions atrophiques des téguments. Les observations II, IV, VII, VIII, XIII, XIV et surtout IX, en sont des exemples.

La peau est généralement lisse, un peu déprimée au-dessous du niveau des parties ambiantes. Sa couleur est d'un rouge qui tire plus ou moins sur le violet. Elle est amincie tout en manquant de souplesse, et peu à peu se colle sur les os, laissant voir par semi-transparence la face interne du tibia, ou, plus rarement, les phalanges, et progressivement elle s'immobilise sur les plans profonds. Au début, la palpation fait bien sentir les limites assez nettes de l'induration qui dépasse de toutes parts le contour dégradé de la tache colorée (obs. II). Cet état semble avoir été souvent englobé dans les descriptions de l'eczéma variqueux, d'autant plus que dans quelques cas, la surface présente des gerçures et des squames grisâtres et fines. Mais l'examen des bords permet de poser un diagnostic exact, à cause de l'égrénement à ce niveau des boutons eczémateux. En outre, cette induration atrophique ne ressemble guère à l'induration hypertrophique de l'eczéma variqueux.

Ce qui est plus difficile, c'est de savoir, à une période tardive, lorsque les éléments éruptifs ont à peu près disparu, si la dermite hypertrophique est due à l'eczéma ou à une autre cause irritante. L'observation XIV de Bulkley (1) en est une preuve : une femme de 50 ans, variqueuse, avait une dermatite chronique ressemblant beaucoup à de l'eczéma, mais due entièrement à des causes locales ; « tout le cou-de-pied droit est entouré d'une peau enflammée et épaissie, rendant la station debout très douloureuse ; par places, il y a des papilles hypertrophiées, séparées, rouge vif, saignant facilement. » Dans ce cas, il faut examiner attentivement les membres et le reste du corps pour y rechercher de l'eczéma disséminé ; il faut s'enquérir avec soin des commémoratifs. D'ailleurs, le

_____

(1) On the use of the solid rubber bandage, etc., p. 200.

diagnostic a peu d'importance pratique, car la cause première, variable, cède le pas à la conséquence commune.

Dans ce mélange d'œdème, d'inflammation chronique, d'hypertrophie papillaire, d'eczéma plus ou moins ulcéré et de varices résulte par fois un véritable éléphantiasis du membre. Le fait n'a rien de neuf; Kloczewski dit (p. 30), avoir vu dans le service de Hardy un bel exemple d'un eczéma ulcéré des jambes suivi d'*éléphantiasis des Arabes*; le même terme est employé par Duhring (p. 238). En somme, c'est seulement le degré extrême [des lésions précédentes, et elles n'en arrivent guère là que lorsque de véritables ulcérations se sont produits.

En effet, les varices, outre leur action infiltrante dont les conséquences viennent d'être étudiées, sont pour les membres inférieurs une prédisposition considérable à l'ulcération. Ici s'accumulent les causes multiples résumées au début de cette thèse. L'eczéma variqueux peut acquérir ainsi une importance chirurgicale réelle et c'est le point que je vais aborder maintenant.

DES ULCÈRES VARIQUEUX CAUSÉS PAR L'ECZÉMA

Les ulcères de cause quelconque sont, par l'irritation que produisent les liquides exhalés, une des origines de l'eczéma variqueux. Ce point a déjà été étudié avec l'étiologie. Mais il ne faudrait pas croire que les choses se passent toujours ainsi ; il est même, peut-être, plus fréquent, lorsqu'il y a coexistence d'eczéma et d'ulcère, que le premier ait été la cause du second. Rayer déjà indique bien ces différences. Il y a là des phénomènes intéressants à étudier, car c'est une des modifications les plus importantes que l'eczéma subisse sous l'influence des varices. De plus, les ulcères ainsi constitués ont, au début, une physionomie assez spéciale, que parfois ils gardent pendant longtemps.

J'ai déjà cité un grand nombre des auteurs qui ont écrit sur les ulcères variqueux et leur pathogénie, et j'ai constaté que la plupart disent seulement que les ulcères peuvent résulter d'*éruptions diverses*, au nombre desquelles ils énumérent l'eczéma. Delpech n'écrit pas le nom, mais sa description est claire : « la peau rougit, se gerce, fournit par les scissures qu'elle présente une humeur muqueuse concressible qui se dessèche par le contact de l'air, et qui forme de la sorte une ou plusieurs croûtes adhérentes sous lesquelles l'ulcération se propage. » (p. 593). Chassaignac est celui des chirurgiens qui a le mieux mis en relief cette conséquence de l'eczéma variqueux : « presque tous les sujets atteints depuis longtemps de varices sont pris d'un eczéma qu'on peut appeler l'eczéma des variqueux, affection qui amène presque inévitablement des ulcères de jambe, très faciles il est vrai à guérir, mais aussi très disposés à guérir ». Sacreste également pense « qu'un eczéma chronique ancien se complique presque fatalement d'ulcération, et les ulcères à leur tour se compliquent la plupart du temps de poussées eczémateuses dans le membre malade ».

Mais les chirurgiens disent seulement : les ulcères variqueux peuvent provenir d'eczéma ; et les dermatologistes : l'eczéma variqueux se complique souvent d'ulcères. Ni les uns ni les autres ne donnent nettement les caractères distinctifs de ces ulcères.

Il est parfois difficile de dire lequel, de l'eczéma ou de l'ulcère a été cause ou effet. Cela tient au manque de précision des commémoratifs ou à la trop grande rapidité avec laquelle l'observation a été prise. Ainsi : pour les observations XVII, XXXII, XLII, XLIII. Mais l'étiologie est bien établie dans la plupart des faits que je rapporte.

L'eczéma d'une région quelconque s'accompagne assez souvent d'érosions superficielles, arrondies, qui se font de la manière suivante : sur les bords de la plaque squameuse et suintante il se produit des vésicules qui, rapidement, deviennent pustuleuses. Il y a alors des soulèvements épidermiques, à peu près grands comme des lentilles, distendus par un liquide jaunâtre, séro-purulent. Au bout de peu de temps, de 24 heures environ, la pellicule se rompt et laisse à nu une surface exulcérée, régulièrement arrondie, à fond gris jaunâtre, légèrement granuleux, d'où suinte un liquide séreux qui ne tarde pas à se concréter en une croûte molle et jaunâtre, semblable à celles qui recouvrent les parties plus anciennes de la plaque éruptive. Toutes ces exulcérations ne tendent nullement à se creuser. Elles restent très superficielles, n'entamant pas le corps papillaire qu'elle se bornent à dénuder et se réparent par simple épidermisation, sans production de tissu cicatriciel.

Quand la nutrition d'une jambe variqueuse est peu

B.   6 altérée, la marche des accidents peut être celle qui vient d'être décrite, même lorsque l'eczéma est ancien et rebelle. L'observation XVI le prouve. Le sujet n'y souffre pas d'ulcères et cependant il porte depuis 26 ans un eczéma qui n'a jamais été complètement guéri et ne présente que quelques légères excoriations.

Trop souvent il n'en est pas ainsi et le membre malade manifeste à cette occasion sa fâcheuse tendance à l'ulcération. Cela tient donc moins à l'eczéma qu'à la dystrophie des tissus : aussi l'époque d'apparition des ulcères relativement à celle de l'éruption est-elle des plus variables. Tantôt c'est un eczéma ancien qui à un moment donné devient ulcéreux; tantôt, c'est presque la première vésico-pustule qui dégénère en ulcération. Ici encore les irritations extérieures sont souvent la cause occasionnelle; parmi elles on retrouve le grattage (obs. LXI), les pansements irritants ou mal faits, les pommades réputées infaillibles.

On ne saurait nier que l'ulcère d'origine eczémateuse ne revête fréquemment l'apparence de l'ulcère variqueux classique : unique, situé en bas et en dedans, à bord un peu surélevés et plus ou moins en biseau. En ce point surviennent des démangeaisons avec sensation de piqûre, puis une petite vésicule qui s'ulcère, en même temps que l'œdème malléolaire augmente; et finalement on trouve vers la malléole interne un ulcère arrondi, grand comme une pièce de 1 ou 2 fr. ; dépassant rarement la dimension d'une pièce de 5 fr. La perte de substance reste pendant longtemps superficielle, jaunâtre, en gardant sa forme arrondie, un peu différente de la forme souvent elliptique des ulcères variqueux simples, (obs. XIX, XX, XXXIII, XLV, XLVIII, XLIX. De plus, elle est capable de s'entourer d'une zone rouge, enflammée, douloureuse à la pression dont l'existence est rare dans les ulcères variqueux en général (L, LI) ; les douleurs existent encore dans les observations XXX et LXI. Mais là s'ajoutent d'autres caractères différentiels : le siège ailleurs qu'à la région malléolaire et la multiplicité.

D'abord, en effet, même uniques, les ulcères sont susceptibles d'affecter toutes les faces de la jambe. Ou ils restent à la face antéro-interne mais remontent à sa partie moyenne (XXXVIII, LII), supérieure même (XXX); ou bien ils sont antérieurs et assez élevés (XXIV); ou bien, enfin, ils se forment en dehors (LII, LIII), en arrière, au mollet (Bulkley, obs. XV). En ce dernier point, je n'en ai pas vu d'unique. Mais le sujet XXXIV, portait en ce lieu deux ulcérations superficielles, larges comme des lentilles, à fond rouge parsemé de jaune.

C'est que la multiplicité est fréquente dans les ulcères produit par l'eczéma variqueux, et les cas sont nombreux où l'on peut voir comme Bulkley (obs. II) « en diverses places beaucoup d'ulcères pour la plupart petits ». Cela est très aisé à comprendre puisque les exulcérations eczémateuses ont pour origine des vésico-pustules primitivement isolés, et autour de l'ulcère principal, on surprend quelquefois ces éléments dissociés (XXX).

Au début, la lésion élémentaire diffère peu de ce qu'elle est dans un eczéma quelconque. La vésico-pustule est peut être un peu plus large et entourée d'une zone rosée un peu plus marquée. Une fois le derme à nu, le fond est plus atonique et la stase veineuse s'y manifeste fréquemment déjà par une coloration violacée.

Mais l'aggravation ne tarde pas. Les exulcérations deviennent plus profondes et sous les croûtes arrachées, ou détergées par les cataplasmes, on trouve bientôt de véritables petites ulcérations cupuliformes qui entament le derme. En même temps, elles s'étendent en surface, et des dimensions d'une lentille, elles arrivent vite à celles d'une pièce de 20 à 50 centimes. La forme reste régulièrement arrondie ; les bords sont nettement découpés, à pic, comme taillés à l'emporte-pièce. Le fond grisâtre, granuleux, aplati prend un aspect sanieux et il s'en exhale un liquide abondant qui se concrète difficilement en croûtes. (obs. LIV à LIX).

Ces pertes de substances se creusent dans certains cas en n'importe quel point de la plaque ; ou bien elles se disséminent surtout à sa périphérie, et on peut les voir se cicatriser à mesure que d'autres régions sont envahies ; affecter une marche réellement serpigineuse, notée par exemple dans l'observation LX. En même temps, la dermité hypertrophique due aux varices s'accentue, tandis que l'aspect eczémateux s'atténue, et c'est une des causes qui rendent le diagnostic quelquefois difficile.

Tantôt les ulcérations restent isolées les unes des autres, et même très espacées (LIX), tantôt elles deviennent coalescentes. A l'état d'exulcération, il en résulte l'état déjà décrit : une surface à peine dénudée, jaunâtre, découpe sur la plaque eczémateuse rouge et œdématiée des arabesques capricieuses dont les bords sont formés

par des arcs de cercle qui se croisent sous des angles
variables. (XLII).

Quand il y a extension à la fois en surface et en profondeur, l'ulcère variqueux proprement dit est constitué,
avec son fond gris, atonique, vallonné; avec ses bords indurés, surélevés; avec sa sécrétion sanieuse. Tout autour,
la peau infiltrée, pigmentée, plus ou moins mamelonnée
présente des points cicatriciels brunâtres. Mais le mode
de formation étudié dans les pages précédentes permet de
comprendre comment les ulcères de ce genre auron
souvent encore une forme arrondie, ou un contour plus
ou moins sinueux; comment les bords, où par places, il y
a des arcs de cercle, seront en certains endroits taillés à
pic; comment la multiplicité originelle pourra persister
dans un assez bon nombre de cas. S'il n'y a pas plusieurs
ulcères d'égale importance, ce qui est relativement rare,
fréquemment de petites pertes de substances arrondies
accompagneront la solution de continuité principale.
Enfin, ces ulcères ont, sans contredit, une prédilection
pour la région malléolaire interne. Mais ce siège est loin
d'être fatal, car l'eczéma n'y est pas nécessairement con-
finé. Je n'ai pas à reprendre ici cette question, sur
laquelle j'ai déjà insisté à diverses reprises.

Deruelle prétend (p. 19) que ces ulcères sont « impos-
sibles à guérir». Ce pessimisme est exagéré. Certainement,
par l'incurie jointe à la nécessité de travail, sous l'influence combinée de la malpropreté et de la fatigue, l'ulcère se creuse et s'élargit de plus en plus, devient dès
lors de plus en plus difficilement curable. Mais si une
thérapeutique bien entendue est instituée en temps oppor-

tun, les solutions de continuité peu profondes se comblent avec facilité, comme l'affirme Chassaignac.

La rapidité de la cure est encore accrue par ce fait que parfois l'ulcération respecte les îlots interceptés entre les cercles ulcéreux élémentaires, au moment de leur coalescence. De là autant de centres actifs pour la cicatrisation. Cela peut être immédiatement visible, pendant la période d'ulcération; il est dit, par exemple dans l'observation LX que sur la surface ulcérée il y a « des îlots où la peau est conservée, de la grandeur d'une tête d'épingle à celle d'une lentille, pour la plupart près des bords, mais quelques-uns en plein milieu ». Dans d'autres cas, la couche épidermique de ces îlots, tombe, et à l'œil nu on ne se doute pas de leur existence. Mais les papilles n'y sont pas détruites; l'épiderme se reforme en ces points lors de la cicatrisation, et cela constitue des sortes de greffes spontanées, absolument comparables à celles que l'on observe dans les brûlures superficielles. Ce mode de cicatrisation est expressément noté par M. Landrieux dans l'observation LXI; par M. Audouard, dans l'observation LXII. L'explication que je viens d'en donner est peut-être plus plausible que celle de Ph. Cowen, quoique moins originale. Pour cet auteur, il faut *nourrir localement* l'ulcère; de là un pansement, qu'on pourait appeler alimentaire, où la gomme communique une consistance moelleuse au mélange de farine, de craie et d'eau, pansement qui fait naître des îlots centraux d'épidermisation et peut seul, par conséquent, rivaliser avec les greffes chirurgicales.

Telle est dans ses lignes fondamentales, la description

des ulcères causés par l'eczéma variqueux. Par plusieurs traits, on le voit, leur physionomie ressemble à celle qui est souvent assignée aux ulcérations syphilitiques. Ce point va être discuté dans le chapitre suivant, mais auparavant il faut signaler une complication qui augmente encore la ressemblance : je veux parler de l'ecthyma.

En effet, l'ecthyma s'allie volontiers à l'eczéma sur les membres variqueux. Je ne donnerai pas ici les caractères qui permettent de reconnaître cet ecthyma : leur énumération sera mieux placée à côté de la description de l'ecthyma syphilitique.

L'abondance relative des deux éléments associés est fort variable. Très souvent, sur une surface eczémateuse lisse, un peu luisante, sèche, quelques croûtes ecthymateuses sont dispersées. Puis, lors de la cicatrisation, la peau forme de fins plis radiés autour du point central dont un îlot inodulaire laissera la trace indélébile.

Dans d'autres cas l'ecthyma égale l'eczéma en importance (obs. LXIII), ou se développe sur les traces légères d'un eczéma ancien (LXIV). Enfin, ailleurs, il sera seul suffisant pour mériter des soins : c'était le cas dans l'obs. LXV où l'ecthyma variqueux apparaît avec sa forme la mieux accusée.

CHAPITRE III

Nous venons de voir l'eczéma localisé, puis modifié, sur les membres variqueux. La syphilis se comporte exactement de la même manière, et cela à toutes ses périodes, secondaire, secondo-tertiaire, tertiaire.

Si l'on voulait rechercher l'influence des varices sur l'apparition et la marche des éruptions syphilitiques secondaires, on recueillerait probablement quelques faits intéressants. Ainsi, dans un mémoire d'Hartmann on peut lire l'histoire d'un malade, qui, deux moins après un chancre, eut une éruption papuleuse, devenue bientôt purpurique aux membres inférieurs, variqueux depuis près de trente ans, et jadis atteint d'ulcères et d'eczéma (p. 1002).

Mais la syphilis secondaire n'est guère ulcéreuse, et partant est de peu d'importance ici. Elle n'entraîne pas de conséquences chirurgicales sérieuses. La question change absolument de face pour la syphilis tertiaire et les ulcères vénériens tardifs des membres inférieurs ont une grande importance pratique.

D'abord, leur fréquence est considérable. Par exemple, J.-C. Forster mentionne dans une statistique onze observations de syphilis tertiaire; huit fois les lésions siégeaient aux membres inférieurs. Or les varices sont une affection assez vulgaire pour qu'on puisse leur faire assumer la responsabilité de cette prédilection, sans être accusé de voir des varices partout. Et je répéterai ici ce que j'ai déjà dit pour l'eczéma des jambes. Si cette influence est trop souvent méconnue, c'est qu'on ne cherche pas les varices avec assez de soin. Il est difficile, sans cela, d'expliquer comment tous les syphiligraphes constatent le siège usuel de l'ecthyma spécifique aux jambes, mais que, néanmoins, aucun d'entre eux ne dit que cela peut coïncider avec l'existence de varices. Il suffit, pour s'en convaincre, de lire les œuvres de Bazin, Bassereau, Fournier, Desprès, Lancereaux, Rollet ; les articles sur l'ecthyma de Hardy, de Chambard.

Depuis longtemps M. Verneuil s'occupe de cette question et soutient que parmi les *ulcères de jambe* bon nombre relèvent de la vérole et qu'il se produit là des phénomènes *d'hybridité syphilico-variqueuse,* fait encore laissé dans l'ombre dans la statistique où Israël rapporte dix observations d'ulcères syphilitiques de jambe (1877).

Lorimy (1876) établit bien dans sa classification, entre les ulcères de cause locale et les ulcères diathésiques, la classe des ulcères mixtes, parmi lesquels les syphiliticovariqueux. Mais, dans la suite de son travail, il paraît avoir oublié cette division. Il s'attache simplement à transporter aux ulcères syphilitiques de jambe les caractères objectifs classiquement attribués aux ulcères syphilitiques en général. Sur l'hybridité variqueuse il garde un silence complet dans sa description.

La même objection s'adresse à la thèse plus récente de Gauvin (1883).

Avant cette dernière thèse M. Verneuil avait vu, à deux reprises différentes, une variété spéciale d'ulcère de jambe, où des fongosité mollasses s'élevaient en dôme au-dessus du niveau des téguments, et il rapporta à [la syphilis cette lésion qu'il dénomma « *ulcus elevatum tertiaire* ». Je n'indique ceci que pour mémoire : en ce cas il n'est pas probable que les varices soient en jeu, car M. Verneuil déclare que les « membres étaient exempts de phlébectasie » (p. 41). Elles ne sont toutefois pas un obstacle car de « nombreuses taches brunâtres, en îlots irréguliers », rendent bien vraisemblable les varices profondes dans l'obs. III de la thèse où Mirpied, à l'instigation de M. Verneuil, décrit plus complètement cette sorte d'ulcération (1883).

A ces trois faits M. Nepveu (1885) en ajouta un autre dans un travail où, en outre, il mit en relief la profondeur que peuvent atteindre les pertes de substance spécifiques, dénudant les os, ouvrant les gaines musculaires au travers desquelles les masse charnues font alors hernie sous forme de saillies mollasses, mobiles quand'on fait contracter le muscle correspondant.

Le court exposé qui précède montre qu'il est utile de rechercher si, dans l'étude de tous ces phénomènes, il ne faut pas tenir compte des varices.

Mais d'abord, quelles lésions syphilitiques avons-nous à étudier ?

. Nombre d'auteurs se demandent aujourd'hui s'il est bon d'établir une limite absolument tranchée entre les

périodes secondaire et tertiaire, s'il faut distinguer nettement l'ecthyma précoce et tardif: s'il faut enfin séparer
l'un de l'autre l'ecthyma et la gomme, ou en faire deux
résultats différents d'un même processus agissant dans
des tissus différents. C'est là une question dont la solution a un intérêt restreint pour les faits que m'occupent.
Ce qui est certain, c'est que, cliniquement, les pertes de
substance cutanées ont un aspect différent suivant
qu'elles procèdent de gommes ou des pustules d'ecthyma
(v. Rollet, art. Syphilides, in D^{re} Encycl. des Sc. Méd.).

Ces deux ordres de lésions peuvent se rencontrer avec
leurs caractères classiques, non modifiés, sur les membres variqueux. Pour l'ecthyma secondaire, je renvoie à
l'observation LXVI, où des boutons ont commencé à
ulcérer les jambes deux mois après le chancre; le même
malade a eu un an après des lésions analogues; dans
l'observation LXVII, c'est de l'ecthyma tertiaire, survenu quatre ans après le chancre, léger et fugace aux
bras, persistant aux jambes.

Ailleurs la syphilis semble sommeiller, et au bout de
plusieurs années, sans se révéler par d'autres manifestations, elle affirme sa puissance en créant une gomme
sur une jambe variqueuse. Dans l'observation LXVIII
comme dans l'observation LXIX l'ulcération a l'aspect
habituel aux lésions gommeuses. Mais déjà les varices
agissent. Dans la première, on est en droit de leur
reprocher la lenteur de la guérison; dans la seconde,
l'affection a eu, sur place, plusieurs atteintes successives.

Mais ces récidives incessantes où, comme pour l'eczéma, quoique moins souvent, des causes extérieures ont quelquefois une action déterminante, s'observent surtout lorsque les troubles circulatoires sont suffisants pour que les ulcères spécifiques aient pris des caractères variqueux. Alors les poussées ulcéreuses se rapprochent, deviennent en même temps de plus en plus rebelles au traitement spécifique ; les séjours des malades à l'hôpital sont à la fois plus fréquents et plus longs.

Je ne vais pas décrire les altérations cutanées qui dans ces cas se surajoutent à la vérole. Ce serait répéter presque mot pour mot ce que j'ai dit à propos de l'eczéma variqueux. La peau s'épaissit, s'infiltre, s'indure, adhère aux plus profonds, devient brune, mamelonnées et elle présente enfin des villosités papillomateuses. Les observations de LXXI à LXXVI montrent la gradation des accidents. Et si l'on veut faire la différence avec la marche des ulcérations en d'autres régions du corps on n'a qu'à parcourir l'observation LXXVII. Le sujet, un vieillard, est en proie à une vérole grave qui l'a labouré d'ulcérations et l'a couturé de cicatrices dont la souplesse, aux membres supérieurs, contraste avec l'infiltration persistante des membres inférieurs.

Donc, si l'on veut comparer ce qui se passe dans la syphilis à ce qui se passe dans l'eczéma, on remarque que si la nature des ulcérations a changé, le résultat est le même, et dépend, dans un cas comme dans l'autre, d'un mélange de stase veineuse et d'inflammation chronique. Dans la vérole, l'acuité est moindre que dans l'eczéma ; la lymphangite, par exemple, intervient moins souvent quoique dans l'observation LXIX on la surprenne sur le fait. C'est pour cela que les ulcères tertiaires conduisent rarement au degré avancé de dermite hypertrophique où est parvenu le malade LXXVI. Mais il est absolument erroné d'aller affirmer, avec Clais, que la syphilis est étrangère à la production des troubles consécutifs aux ulcères variqueux. A l'écouter, quelles que soient la profondeur et l'étendue de ces ulcérations, « si anciennes qu'elles soient et malgré de nombreuses récidives, l'altération reste limitée à la région de la cicatrice ; elles ne déterminent pas d'épaississement du derme, ni d'altérations fonctionnelles profondes. C'est un point de diagnostic que nous croyons pouvoir nettement établir » (p. 28).

Toutes ces notions sont utiles pour instituer la thérapeutique, qui doit être dirigée contre les deux éléments dont la combinaison entretient la perte de substance. Cela n'avait pas échappé à la sagacité de Delpech (t. III, p. 607) ; de J.-C. Spender. Cela est mis en évidence par une observation que va publier mon collègue et ami Gilles de la Tourette dans un mémoire encore inédit, dont il a bien voulu me donner communication. Une femme de 59 ans, ayant contracté la syphilis à 53 ans, portait « un de ces ulcères hybrides qui commencent chez un syphilitique par des gommes et se terminent par un ulcère variqueux rebelle ». Depuis trois mois, des doses considérables d'iodure de potassium avaient été administrées sans succès. L'iodure fut suspendu et la jambe fut soumise à l'élévation jointe aux pulvérisations phéniquées. Trois mois après, l'ulcère, qui avait au début 21 cent. de haut, était réduit à une petite plaie grande comme une pièce de 5 fr. et siégeant à la malléole externe.

Dans tout cela, il n'y a pas de diagnostic à faire, à proprement parler : il suffit de savoir que, lorsque la syphilis entame les téguments des jambes, on doit toujours regarder s'il existe des phlébectasies ; qu'alors, si on n'y prend garde, malgré le traitement spécifique, l'ulcération tertiaire peut dégénérer en ulcère variqueux. Aussi Gilson a-t-il tort de ne pas mettre la vérole parmi les causes des ulcères variqueux, ce qui a encore l'inconvénient de conduire à méconnaître la participation de la spécificité dans certaines de ces solutions de continuité. C'est faute d'avoir été persuadé de cela que Ludwig (de Pontresina) a épuisé pendant six mois l'arsenal de la thérapeutique locale sur des ulcères de jambe sans cesse renaissants, dont la médication anti-syphilitique eut raison en quatre à cinq semaines.

Le diagnostic de la vérole serait très facile si on en croit Gaudard, Fontaine, Lorimy, Gauvin. Elle produit des ulcères multiples, arrondis quand ils sont isolés, limités par des arcs de cercle quand, par leur coalescence ils recouvrent des surfaces notables ; leurs bords sont nettement coupés quand il s'agit d'ecthyma, décollés lorsqu'ils proviennent d'une gomme ; leur fond jaunâtre est recouvert d'un bourbillon ; autour d'eux la peau a une coloration jambonnée ; leur situation est quelconque et ils n'ont pas de prédilection pour le tiers inférieur de la face antéro-interne de la jambe. Quands ils se réunissent en plaques étendues, leur marche est souvent serpigineuse. Leur fond peut être le siège d'exubérances fongueuses, bourgeonnantes constituant ce que M. Verneuil a appelé

ulcus elevatum tertiaire. Enfin ils ont une certaine tendance à délabrer profondément les tissus, et, les détrui-
sant de dehors en dedans ou de dedans en dehors, c'est
eux qui perforent les aponévroses, mettent les os à nu et
s'accompagnent de hernies musculaires.

Puis, lorsque la perte de substance est réparée, elle
laisse des cicatrices à l'aide desquelles on pose souvent
le diagnostic rétrospectif. Leur forme, comme celle du
groupe éruptif qui les a engendrées, est arrondie ou circinée ; lisses, régulières, elles sont ordinairement souples,
exclusivement cutanées. D'abord violacées, puis brunâtres, au bout de quelque temps elles se décolorent au centre
qui devient blanc tandis que la périphérie présente un
anneau pigmenté, de teinte progressivement dégradée
vers les téguments sains.

Quand on voit sur les jambes les lésions que je viens
de décrire, on n'hésite souvent pas à affirmer qu'elles sont
d'origine vénérienne. Maunder s'appuie sur ces caractères et, sur sa foi, J.-K. Spender y souscrit ; je les
retrouve dans une clinique qu'en 1877, j'ai recueillie dans
le service de M. Gosselin. M. Verneuil les admet sans
réserves et M. Nepveu les énumère dans le mémoire que
j'ai déjà cité. En sorte que lorsqu'on rencontre des ulcères
de cette espèce on pense généralement qu'on est en droit,
sans plus ample informé, de soumettre le sujet à la médication anti-syphilitique.

Cette opinion suppose démontrées les deux propositions suivantes, que je vais examiner successivement :

1° Ces caractères sont ceux des ulcères syphilitiques de
jambe.

2° Il leur sont exclusivement réservés.

C'est après cela seulement que je pourrai résumer le diagnostic des ulcères de jambe.

1° *Ces caractères sont-ils ceux des ulcères syphilitiques de jambe?* A cela on peut, sans contestation, répondre hardiment par l'affirmative. Cet aspect appartient, d'une manière indiscutable, aux ulcérations tertiaires d'une région quelconque, et on le constate dans toute sa pureté quand elles atteignent une jambe où les varices s'en tiennent à leur rôle localisateur : obs. LXVI, LXVII, LXVIII. Les gommes seules se réunissent en groupes confluents comme ceux de l'obs. LXXIX. Seules aussi elles peuvent laisser des plaques cicatricielles souples à contours pigmentés et cerclés comme dans l'observation précédente et dans l'obs. XI.

Mais les choses n'ont pas toujours une semblable simplicité. La gomme est facile à reconnaître, mais l'ecthyma ne laisse pas que d'être parfois malaisé à diagnostiquer, et d'autant plus que sur les indurations variqueuses dont se compliquent les ulcères et les cicatrices il prend souvent des caractères bâtards. Or, sur les placards de dermite hypertrophique, les gommes franches sont rares. Des ulcérations arrondies, isolées les parsèment, siégeant surtout à la périphérie tandis que les parties centrales se cicatrisent. Leur fond est jaunâtre, bourbillonneux, assez creusé. Leurs bords sont taillés comme à l'emporte-pièce. Ces pertes de substance s'élargissent, s'unissent et recouvrent des surfaces de forme irrégulière, parsemées de points, où la peau intacte émerge, comme les îles d'un archipel.

Pour toutes ces ulcérations, le siège est quelconque. Il y a seulement une réserve à faire pour les cas où elles s'entourent de peau dure et infiltrée : alors les varices dominent et, en effet, cela ne s'accentue guère qu'autour des pertes de substance situées en bas et en dedans.

Enfin, quelquefois l'ulcère crée à l'aponévrose un orifice, par lequel fait hernie une saillie granuleuse formée par le corps d'un des muscles de la région, ainsi qu'en témoignent les mouvements dont elle est animée quand le malade remue le pied ou les orteils (obs. LXXVIII-LXXIX).

Donc, les caractères assignés aux ulcères tertiaires de la jambe leur appartiennent bien réellement et on les retrouve même quand l'induration variqueuse est survenue. Leur appartiennent-ils en propre ?

2° *Les caractères sont-ils exclusivement réservés aux ulcérations syphilitiques.* La première question comportait une solution affirmative. A celle-ci on doit faire une réponse négative, et le raisonnement permet de le pressentir immédiatement. Il suffit, pour cela, de se demander à quoi sont dus ces caractères.

Leur cause est dans ce fait que les ulcérations vénériennes naissent par éléments éruptifs isolés. Qu'il s'agisse d'ecthyma ou de gommes, en tout cas le point de départ est dans un élément auquel succède une perte de substance circulaire. Si les lésions sont confluentes, les ulcérations arrondies se réunissent et de là des ulcères de forme bizarre, à limites circinées. Les causes locales, dans l'espèce les varices, sont importantes, mais l'état général a le rôle principal et il témoigne de son indépendance en ne s'astreignant pas au siège vulgaire des lésions exclusivement variqueuses.

Parmi les affections cutanées, celles qui relèvent de la vérole sont, en général, les seules qui causent des ulcérations véritables. Je laisse, en effet, de côté la scrofule qui intervient peu dans les ulcères de jambe. L'eczéma au contraire reste ordinairement superficiel. Mais on a eu le tort d'appliquer aux membres inférieurs ces données générales de diagnostic. Grâce aux varices et aux troubles nutritifs qui les accompagnent, l'eczéma devient ulcéreux. Lui aussi procède d'éléments éruptifs arrondis et isolés. Les ulcérations qui en naissent doivent donc posséder les caractères que je viens de passer en revue, et l'étude que j'en ai faite prouve qu'elles les possèdent en effet.

Dans la plupart des cas, le diagnostic sera aisé entre les ulcères dartreux et syphilitiques. L'examen des bords fait reconnaître la nature des éléments qui s'y égrènent; on regardera aussi avec soin la surface entière des téguments. Mais l'interprétation n'est pas toujours facile et l'obs. LXXX en est la preuve. L'aspect des ulcérations éveillait l'idée de syphilis : l'insuccès du traitement mixte à plaidé contre cette hypothèse. Peut être s'agissait-il d'eczéma, puisque les membres supérieurs étaient atteints d'eczéma impétigineux. Bulkley a fait l'erreur : une femme de 36 ans avait la jambe gauche couverte d'une cicatrice lisse, un peu rétractée, datant du jeune âge et due à une brûlure; les varices étaient nombreuses, et sur cette peau il existait des ulcères « qui avaient tellement l'apparence de la syphilis que malgré l'absence de tout commémoratif on institua un traitement spécifique qui pendant plus de six semaines ne modifia aucunement les ulcères ». Puis, à cette époque, survint à la jambe droite un eczéma qui fit rectifier le diagnostic et le tout guérit rapidement par l'application du bandage de Martin (obs. X p. 200).

Les caractères objectifs des ulcérations ont certainement une certaine valeur. Les ulcérations purement eczémateuses ont rarement, à l'état élémentaire, isolé, arrondi, des bords à pic, un fond cupuliforme aussi creusé, plus ou moins comblé par une masse jaunâtre, bourbillonneuse. Et cependant, des pertes de substance de ce genre peuvent consteller les placards d'eczéma variqueux surtout à leur périphérie. L'explication paraît toute simple quand on a le bonheur de constater que le sujet est syphilitique (obs. XX, LXXXI, LXXXII) : la vérole marque de son empreinte une lésion cutanée dont elle n'est pas la cause première (1). Et quand le commémoratif manque on est tenté de passer outre (obs. LXXXIII, LXXXIV).

A cette rapidité, commode il est vrai, il y a un obstacle. Tout ecthyma n'est pas syphilitique, et l'ecthyma simple, généralement superficiel, devient, lui aussi, plus profond sur les membres variqueux. Or j'ai déjà montré que l'ecthyma se joint souvent à l'eczéma variqueux. Me voici donc amené à rechercher si l'ecthyma simple des membres variqueux a quelques caractères spéciaux permettant de ne pas le confondre avec l'ecthyma

(1) Voir également l'obs. I de Bulkley (On the use of the solid rubber bandage, etc., p. 195).

spécifique. La question est surtout intéressante parce que les ulcérations tertiaires des jambes phlébectasiques sont plus souvent ecthymateuses que gommeuses.

Je n'ai pas à étudier, étant donné le point de vue spécial que je considère, quelles sont les causes et la nature de l'ecthyma. Il me suffit de prendre, indépendamment de toute étiologie, la lésion une fois constituée. Il est classique de dire que c'est une des origines des ulcères variqueux *(Billroth, p. 478. Gilson, p. 48);* c'est probablement à l'ecthyma qu'il faut rapporter les *petites eschares* mentionnées par Follin (I, 121), par Lafaye (p. 10) comme point de départ de ces ulcères. Mais ici encore la lésion élémentaire est insuffisamment décrite par les chirurgiens.

Les dermatologistes enseignent que l'ecthyma chronique siège surtout aux membres inférieurs et s'observe principalement chez le vieillard. Mais, parmi eux, M. Muselier est le seul qui tienne compte des varices dans sa production. Parmi les causes prédisposantes qui expliquent la prédilection de l'ecthyma pour les jambes, « il faut placer au premier rang les varices. » (p. 58).

Cet ecthyma des jambes, dont les pustules offrent souvent, au centre, l'émergence d'un poil, a souvent tous les caractères qu'il possède sur le reste du corps. (obs. LXXXV); quelquefois il se couvre de croûtes de rupia (obs. LXXXVI) : ailleurs il prend une allure ulcéreuse (obs. LXXXVII, LXXXVIII). Mais il y a surtout une particularité sur laquelle on n'insiste pas assez : sous la pustule il y a fréquemment une petite eschare ronde, jaune ou grisâtre, molle, grande en moyenne comme une lentille, pouvant atteindre les dimensions d'une pièce de 20 à 50 cent. Cette eschare tombe en quelques jours et laisse à nu une ulcération cupuliforme (obs. LXV, LXXXVIII). Plusieurs de ces éléments se forment autour d'une ulcération principale. C'est un ecthyma gangréneux, au sens absolu du mot, mais où la gangrène tient évidemment aux conditions locales de débilité des tissus, et non pas à l'état général cachectique, comme dans ce que l'on décrit ordinairement sous le nom d'ecthyma gangréneux.

L'ecthyma non gangréneux ressemble déjà beaucoup à l'ecthyma syphilitique. Sans doute, il est plus rouge, moins violacé; sa pustule est plus tendue, plus saillante : mais ces différences légères prêtent facilement à l'erreur. L'analogie est plus grande encore lorsqu'une eschare molle et jaunâtre vient simuler le bourbillon gommeux des petites ulcérations tertiaires. Si on veut alors poser le diagnostic à l'aide des seuls signes locaux, on ne se fonde plus que sur des nuances, sur l'aspect moins animé de l'éruption, sur l'évolution plus rapide, achevée en 24 à 48 heures, de ses éléments.

Cet ecthyma copie la vérole jusque dans ses cicatrices, elles aussi rondes, régulières, lisses, souples, blanches au centre et pigmentées à la périphérie. Si bien que lorsque j'ai découvert les jambes du sujet LXXXIX, apporté à l'hôpital pour un écrasement du pied, ma première question a été de lui demander quand il avait eu un chancre. Puis l'interrogatoire m'a appris que ces cicatrices, datant de près de 7 ans, avaient pour origine

l'ecthyma des mélassiers (1) et n'étaient sûrement pas
syphilitiques puisque le malade avait contracté trois ans
auparavant un chancre pour lequel il avait suivi, au Midi,
un traitement interne.

C'est que toute cicatrice d'une jambe variqueuse est
pigmentée. Il n'y a pas lieu d'en être surpris puisque,
sans plaie aucune, sous la seule influence des varices, des
îlots de pigment se déposent dans la peau de ces membres.
Puis, au bout d'un temps généralement long, la couleur
brune s'efface, et, suivant sa coutume, elle disparaît du
centre à la périphérie. La couleur n'est donc pas un
caractère pathognomonique des cicatrices vénériennes.
Non seulement elle peut exister ailleurs, mais encore on
en a abusé dans ces dernières. Rien n'est fréquent comme
de voir des cicatrices spécifiques des membres supérieurs,
du dos être à peine teintées, ou même être d'une blancheur
parfaite. Au contraire, c'est rare aux jambes. C'est que
la couleur brunâtre, usuelle dans les lésions syphilitique
en voie d'évolution, ne devient guère permanente qu'aux
membres inférieurs, et là, les varices sont ordinairement
en cause. En effet, cette hyperchromie n'est souvent due,
au dire de Coyne, qu'à la dilatation des vaisseaux superficiels. En général, cela cesse rapidement, mais non sur
les membres variqueux. La pigmentation est le fait des
varices plutôt que de la syphilis. Au reste, Waterhouse,
dans une observation de rupia syphilitique devenu profon-

____

(1) L'ecthyma des jambes est à peu près constant, parmi les raffi-
neurs, chez les *mélassiers*, qui travaillent dans la mélasse jusqu'aux
genoux. Cependant c'est une variété peu décrite. Bazin (aff. cut.
artif.) n'en parle pas et Chambard pas davantage (art. Ecthyma).

dément ulcéreux aux jambes, insiste sur cette tendance à la pigmentation après tous les ulcères des membres inférieurs, et il l'explique par la difficulté de la circulation en retour. — Notre sujet LXXII ne cache pas ses antécédents syphilitiques et il a, au-devant de la crête tibiale, des cicatrices rondes et brunes qui datent d'abcès consécutifs à une fièvre typhoïde antérieure au chancre.

L'ecthyma des membres variqueux est donc très difficile à différencier, dans le présent et dans le passé, de l'ecthyma syphilitique. Aussi doit-on louer Fontaine d'avoir cru être utile « en insistant d'une manière toute spéciale sur le diagnostic différentiel de l'ulcère simple consécutif à l'ecthyma avec l'ulcère syphilitique ». Mais, s'il donne avec exactitude les caractères communs, il se dispense d'indiquer un caractère différentiel quelconque, et il conclut « nous n'insisterons pas plus longtemps sur cette question : nous croyons qu'avec tout ce que nous avons dit, soit des symptômes, soit des antécédents, on distingue facilement l'ulcère simple de tous les autres ».

Les ulcères de causes éruptive ne sont pas seuls capables d'en imposer pour la syphilis et, par les cas particuliers, de causes diverses, la pratique réserve en cela des surprises multiples. Deux de mes observations sont spécialement remarquables à ce point de vue et leur analyse exacte prouve qu'un interrogatoire précis a pu éviter une erreur de diagnostic.

Dans l'une (XC), une mortification du tissu cellulaire consécutive à une contusion et située à la face externe du membre revêtit, à un rare degré, l'aspect d'une gomme. Mais s'il s'était agi d'une gomme survenue dans un foyer traumatique, pourquoi les deux autres écorchures, faites dans la même chute, n'auraient-elles pas subi l'influence vénérienne? En outre, aucun symptôme suspect ne donnait une allure syphilitique aux antécédents de cette femme. Et la guérison rapide, obtenue à l'aide des seuls cataplasmes de fécule, démontra que la vérole n'existait pas dans la lésion actuelle.

L'erreur était peut être plus facile encore dans l'obs. XCI. Un homme de 23 ans portait au tiers inférieur de la face interne de la jambe gauche deux ulcérations arrondies, en entonnoir, séparées l'une de l'autre par un pont assez mince. Il était venu là un bouton, puis une ulcération. Au tiers supérieur, une tumeur arrondie, fluctuante, un peu enflammée, ressemblait considérablement à une gomme, si bien que depuis cinq semaines on avait institué, sans succès, un traitement spécifique. Le malade vint à la consultation de M. Lailler et fut reçu comme syphilitique. Mais sur ses dénégations absolues pour tout ce qui concernait un accident spécifique quelconque, je me livrai à un examen plus approfondi. C'est alors qu'une palpation plus attentive nous montra que la tumeur fluctuante se prolongeait en haut, par sa face profonde, en un cordon dur qui se terminait en pointe après un trajet de 5 à 6 centimètres. On aurait encore pu se rabattre sur une lymphangite gommeuse. Mais ce cordon se continuait en une veine élargie, contenant une phlébolithe; enfin, sur la saphène, à la cuisse, je trouvai une ampoule grosse comme une noisette. Quand le malade me vit regarder avec soin cette dilatation, il me raconta, spontanément, que depuis longtemps déjà, il en portait une semblable au point aujourd'hui enflammé ; que quelque temps auparavant, cette grosseur, jadis flasque, était devenue dure et douloureuse. Le diagnostic devenait évident : il y avait là une phlébite variqueuse ampullaire circonscrite en ayant imposé pour une lésion syphilitique avec d'autant plus de facilité qu'au premier abord aucune coloration phlébectasique ne maculait les téguments de ce côté. L'existence des varices rendait le diagnostic plus facile dans l'obs. VIII de Séjournet, où il y avait également des ulcérations multiples par phlébite variqueuse.

Ainsi, les symptômes les plus vulgaires des ulcérations tertiaires, peuvent exister également dans d'autres ulcères, non seulement d'origine éruptive, mais encore d'origine traumatique ou phlébitique. Je n'ai plus à examiner que deux caractères moins usuels : la formation de fongosités exubérantes (*ulcus elevatum tertiaire*) et la destruction des tissus profonds.

De l'*ulcus elevatum tertiaire*, je ne dirai rien, n'ayant pas eu l'occasion d'en observer. Pour les hernies musculaires et les dénudations osseuses, je ne saurais donner une conclusion précise. Il est indiscutable que cela appartient surtout aux ulcères syphilitiques (obs. LXXVIII, LXXIX) et que Thiébaux (p. 11) a tort de sembler croire que c'est fréquent dans les ulcères variqueux simples. Parmi les observations d'ulcères variqueux que j'ai pu prendre dans les cartons de M. Lailler, j'en ai sans doute trouvé deux où la lésion avait dépassé l'aponévrose. Mais on ne peut pas nier la vérole dans l'obs. XCII, prise avec trop de rapidité et où Karth note

« un véritable phagédénisme ». Je reconnais n'avoir pas
apporté tout le soin désirable pour établir l'histoire
pathologique du sujet XCIII et la fistule calcanéenne
y rend la syphilis probable. Restent donc seulement les
obs. XCIV et XCV, où l'absence de commémoratifs
est spécifiée et au contraire l'existence de l'eczéma est
affirmée. Mais il ne suffit pas de deux faits pour infir-
mer une opinion établie sur quatre observations (auxquelles il faut joindre celles de M. Nepveu), où la
syphilis est certaine ou probable. Dans les deux cas on
doit, tout au moins, la considérer comme possible.

Mais l'exubérance fongueuse, les envahissements sous-
aponévrotiques sont chose rare, et si tant est qu'ils soient
l'apanage exclusif de la vérole, ils ne serviront jamais qu'à
titre d'exception pour établir, par inspection simple, le
diagnostic de cette maladie. Est-il donc quelque chose
qui, pour reconnaître la nature des ulcères de jambe, puisse
remplacer les caractères objectifs dont j'ai jusqu'ici con-
testé la valeur absolue ?

Quoi qu'on en dise souvent, l'étude des commémoratifs a une importance considérable dans le diagnostic des
lésions syphilitiques. Quand elle est faite avec minutie,
l'enquête anamnestique donne, dans la majorité des cas,
des résultats positifs. Un symptôme suspect vient souvent confirmer certains doutes que l'aspect de l'affection
a fait germer dans l'esprit. Si, de parti pris, le malade
répond négativement à l'interrogatoire, l'éveil sera parfois donné par l'énergie même avec laquelle il proteste
de sa pureté quand on lui pose, pour le mettre en défaut,
une question où la syphilis n'a rien à voir.

Lorsque les commémoratifs sont nuls, il faut examiner avec soin la surface entière du corps, chose recommandée par Spender pour le diagnostic des ulcères diathésiques des jambes; on pourra ainsi avoir sous les yeux un ensemble de lésions récentes ou anciennes, dont la vérole seule permet d'expliquer la coexistence. C'est du jour seulement où cette exploration a été faite que le diagnostic à été établi dans l'obs. XCVI.

Si tous ces éléments manquent à la fois, la nature syphilitique d'une lésion isolée ne doit pas, en général, être affirmée avec certitude. On en est réduit, suivant les caractères plus ou moins tranchés de la lésion considérée, à la probabilité ou à la simple possibilité; puis, les résultats du traitement institué, vérifieront ou renverseront l'hypothèse émise.

Je n'insiste pas davantage sur ces points : tout cela rentre dans les règles générales auxquelles on doit avoir recours pour arriver au diagnostic des ulcérations tertiaires.

Il serait mauvais d'imiter Mason qui conteste l'origine vénérienne des gommes « ordinairement dites syphilitiques » et « qui ne sait comment décrire les ulcères souvent considérés comme caractéristiques de la syphilis » (p. 382). Mais il est prudent, avec J.-L. Petit (p. 507), Boyer (II. 412), Cruveilhier (I, 180), Billroth (p. 492), de faire des réserves expresses sur le diagnostic purement objectif de la vérole, plutôt que d'aller, comme Kaposi, battre en brèche les caractères admis classiquement, pour en établir trois autres auxquels, en note, MM. Besnier et Doyon font le même sort. Les anciens disaient « *indubio suspia venerem* » mais il ne conseillaient pas de l'affirmer et Drysdale exagère, en disant, pour soutenir cet adage, que la lésion tertiaire est habituellement solitaire ; qu'aucun autre symptôme n'est présent et que les commémoratifs manquent ordinairement (p. 26).

Ici, comme presque toujours, d'ailleurs, il n'y a pas de symptômes réellement *pathognomoniques*. Il faut interpréter un ensemble de faits et aussi, au besoin, rester dans le doute. L'expérience enseigne à saisir des nuances que, sans elle, on méconnaît souvent : M. Lailler, M. Verneuil, dans les services desquels j'ai recueilli mes observations, ne s'y trompent guère. Mais avant d'être parvenu à une semblable sûreté de diagnostic on doit se tenir en garde contre les erreurs nombreuses auxquelles expose l'inspection simple.

En résumé, aux ulcères variqueux simples, dus à la seule alliance des actions extérieures et des troubles nutritifs du membre, il faut opposer les ulcères variqueux hybrides, où intervient l'état général du sujet.

Les ulcères variqueux simples siègent ordinairement en bas et en dedans ; leur forme est plus ou moins elliptique, à grand axe vertical ; leurs bords, indurés et surélevés se continuent par une pente douce avec un fond gris et sanieux. Enfin il sont le plus souvent uniques.

A cette règle il est des exceptions, quelquefois expliquées par une étiologie spéciale (obs. XC, XCI). Ou bien, sans cause connue, les plaques atrophiées et sclérosées qui aboutissent à l'ulcération n'occupent pas leur siège habituel, indurent par exemple la peau du mollet (obs. II, XCVIII). La multiplicité existe dans l'observation XCIX, et cela peut tenir soit à des traumatismes multiples, soit à la formation de phlyctènes comme celles des observations XX, C et CI.

Mais c'est en général les ulcères hybrides qui sont multiples, à bords nets et arrondis, quelquefois accompagnés de cicatrices lisses, régulières, pigmentées; qui ne sont pas localisés à la face inféro-interne de la jambe. Ces caractères sont dus à ce qu'alors les ulcères ont pour origine des éléments éruptifs auxquels la nutrition vicieuse de la jambe à communiqué une marche destructive. A côté de la syphilis tertiaire se rangent ainsi l'eczéma, l'ecthyma. Mais l'infiltration variqueuse modifie de telle façon les lésions initiales que la confusion entre ces diverses variétés est aisée si on ne considère que l'aspect des ulcérations à leur période d'état. On les distinguera généralement les unes des autres en trouvant sur le reste du corps d'autres symptômes cutanés : papules, vésicules, pustules, croûtes, cicatrices dont l'ensemble sera caractéristique. L'exploration des autres organes, notamment des os, du testicule, sera très importante pour reconnaître la vérole, souvent aussi décelée par un interrogatoire fait avec patience.

Cet examen prouve que la syphilis n'a pas le monopole des ulcérations qui revêtent cet aspect. Au point de vue thérapeutique on a raison de diviser les ulcères variqueux en syphilitiques et non syphilitiques. Mais au point de vue pathogénique il faut les diviser en ulcères d'origine éruptive et d'origine non éruptive. Cela fait cesser certaines contradictions. Ainsi la multiplicité, signalée par Leveillé (III, 148), Liston (I, 268) est considérée par Gilson (p. 49) comme habituelle au début de l'ulcère vari-

queux simple, dont Schreider (p. 25) conteste la grande
prédominance en bas et en dedans. Il n'était donc pas
inutile d'étudier en détail l'évolution commune aux différents éléments éruptifs, au risque d'encourir les railleries
de Martin qui préfère décrire en bloc les affections cutanées de la jambe, auxquelles « dans le jargon dermato-
logique on applique des noms très doctes, dérivés du
grec, et d'une longueur démesurée ».

OBSERVATIONS (1)

OBSERVATION I (CHRÉTIEN)

Varices sur un membre atteint de sciatique rebelle.

Stev... Paul, 38 ans, emballeur, entré le 11 décembre 1882, salle St-Denis, n° 31 (Hôtel-Dieu, service de M. Vulpian).

Homme robuste et bien constitué, n'a dans son histoire aucune espèce d'antécédents pathologiques; ni syphilis, ni alcoolisme, ni douleurs rhumatismales. La santé a toujours été excellente jusqu'au mois de novembre 1882. A la suite d'un travail prolongé, le malade éprouva le 26 novembre une fatigue assez grande pour être contraint de se reposer pendant deux ou trois jours. Il prit un bain de vapeur, et peu de temps après, c'est-à-dire le 26 novembre, sans cause appréciable, il sentit des douleurs névralgiques sur le trajet du sciatique gauche.

Les douleurs n'atteignirent leur maximum d'intensité qu'au bout de huit ou dix jours, et c'est à cette époque que le malade vint un matin dans le service de M. Vulpian, demander des soins. On lui fit

(1) La quantité considérable des observations inédites que j'ai pu rassembler est cause que je n'ai rapporté ici aucun des faits déjà publiés auxquels j'ai fait allusion dans le courant de cette thèse. Je remercie mes amis Hartmann, Thibierge, Besançon, Chrétien qui m'ont communiqué des observations. Toutes celles qui ne portent pas l'indication du service d'où elles proviennent sont du service de M. Lailler, qui a bien voulu mettre ses cartons à ma disposition. Dans celles qui me sont personnelles, les troubles de la sensibilité sont en général étudiés. Je n'en ai rien dit dans la description qui précède, car il n'y a là rien qui soit sous la dépendance de l'eczéma, de l'ecthyma ou de la syphilis; c'est identique à ce qui est décrit, depuis Séjournet, dans les ulcères variqueux d'origine quelconque.

une injection de morphine qui n'apporta qu'un soulagement momentané. Les douleurs n'ayant pas diminué, le malade se décide à entrer à l'hôpital. *A ce moment*, il présentait tous les points douloureux caractéristiques de la sciatique, points fessier, trochantérien, fémoraux, poplité, péronier et malléolaire externe. Les douleurs étaient extrêmement vives. Le malade ne pouvait fléchir la jambe pour s'asseoir sur son lit (symptôme important pour le diagnostic des simulations), mettre son pantalon, ou se baisser pour ramasser un objet.

Sous l'influence du salicylate de soude, de la faradisation et des injections sous-cutanées de chlorhydrate de morphine, peu à peu ces mouvements devinrent possibles et l'amélioration était manifeste surtout pendant les heures qui suivaient l'électrisation. Le salicylate de soude dut bientôt être supprimé à cause de quelques phénomènes d'intolérance gastrique. Depuis ce moment le malade souffre principalement la nuit, et se lève très souvent pour marcher, évitant le séjour au lit qui exagère les douleurs.

4 janvier. — On reprend le salicylate de soude, et le malade est électrisé dans un bain de pied d'eau tiède.

Le 8. — On supprime de nouveau le salicylate qui est mal supporté et on le remplace par 1 gr. d'iodure de potassium.

Pour la première fois l'attention est attirée sur l'existence de varices déjà assez volumineuses dont le malade s'est aperçu le 29 décembre. Avant le début de sa sciatique Stev. n'avait jamais eu de varices superficielles, ni œdème ou douleurs profondes qui aient pu faire penser à des varices des troncs intermusculaires ; actuellement il est porteur de dilatations variqueuses manifestes sur toute l'étendue de la jambe gauche, côté de la sciatique, tandis que la jambe droite est tout à fait indemne. On lui fait prendre un bas élastique.

Le 10. — Depuis quatre ou cinq jours, le malade a un peu d'œdème de la jambe gauche ; cet œdème est passager, il survient de temps à autre malgré le bas élastique, et son apparition coïncide nettement avec les exacerbations douloureuses de la sciatique ; en même temps le volume des varices augmente. Le mollet semble être un peu atrophié.

Le 16. — Une petite plaque d'eczéma est survenue au niveau de la partie supérieure de la face interne du mollet gauche.

Le 27. — Les varices sont toujours volumineuses. Quant aux douleurs de la sciatique, elles paraissent diminuer. Le malade a pu cette nuit rester au lit et dormir tranquillement pendant trois heures. (1 pil. d'extrait de belladone), des crampes très douloureuses surviennent surtout pendant la nuit (Seigle ergoté).

Le 7 février. — Le malade a encore eu des crampes depuis hier bien qu'il ne prenne plus de seigle ergoté. Suppression des pil. de belladone, 10 cent. d'extrait thébaïque.

Le 23. — Depuis quinze jours, les douleurs de la sciatique ont disparu mais les crampes ont reparu plus intenses que jamais; elles privent presque complètement le malade de sommeil. Depuis le 18, le malade prend 6 gr. de salicylate de soude et 2 pil. d'atropine, hier quelques pointes de feu depuis la fesse jusqu'au genou.

Les muscles de la fesse, de la cuisse et ceux du mollet ont diminué de volume, leur consistance est plus molle que celle des muscles du membre inférieur droit. A la partie supérieure de la cuisse, la mensuration montre 2 cent. de moins de pourtour, et 1 cent. au niveau du mollet (électrisation avec les courants continus, salicylate de soude, 8 gr).

Le 3 avril. — Le malade sort de l'hôpital très amélioré, mais non guéri. La jambe est lourde, les mouvements difficiles et parfois douloureux. Les varices restent volumineuses accompagnées d'un peu d'œdème. La peau paraît plus froide que celle du membre sain. Le malade revient dans le service, de temps à autre, dans le courant d'avril et de mai, sans que son état présente de modifications bien notables (1).

(1) Cette observation a été publiée incomplètement dans la *Gazette des hôpitaux* par un rédacteur anonyme.

Observation II

Plaques atrophiques de la peau des mollets. — Varices.

Poth... Adèle, brocanteuse, 48 ans (Consultation de la Pitié, 1885). Mère, 78 ans, a des varices énormes faisant des cordons; n'a rien à la peau. A eu 3 enfants. — Le dernier a 26 ans. Un frère a des varices. — Varices depuis sa dernière couche. Ne connaît personne dans sa famille ayant de l'eczéma. A des douleurs à l'épaule. Est seule à avoir des rhumatismes. Crampes vives, démangeaisons dans le mollet, la nuit surtout, depuis longtemps déjà. — Pas de fourmillements. Rien à ongles, poils, sueurs. Depuis longtemps, démangeaisons dans la tête (pellicules). Aux jambes quelques démangeaisons au niveau d'un petit groupe d'eczéma sec, un peu cuivré, absolument classique (pièce de 0,50 centimes), pas très confluent. Pas de démangeaison ailleurs. Pas au niveau des plaques actuelles et n'y en a jamais eu. Jambes enflent le soir depuis longtemps. Varices manifestes des deux côtés. Quelques-unes serpentines à droite. Surtout capillaires. Maximum à droite.

Début en avril, non précédé par crises de douleurs; simultanément aux deux jambes, mais à droite a peu avancé. A gauche marche assez rapide.

A droite. — Au-dessous du gras du mollet, en arrière et légèrement en dehors, on voit à la peau une tache violacée, lisse, ayant un centre un peu blanchâtre, d'aspect cicatriciel. Cette tache est légèrement déprimée et forme une sorte de coup de hache sous le mollet. A la palpation elle est indurée; mobile. — L'induration dépasse les limites de la tache (qui est environ comme une pièce de 1 fr.); elle couvre une pièce de 2 fr. et surtout se prolonge en haut par une sorte de queue. La peau redevient souple brusquement et non progressivement.

A gauche, même siège, mais plaque beaucoup plus grande à peu près 0,05 de diamètre. En bas, pas d'induration dépassant la tache. En haut, sorte d'œdème dur, diffus, pas d'induration nette et limitée comme de l'autre côté, plaque peu mobile. Couleur violacée. Quelques croûtes à la surface. Dépression plus accentuée. Desquamation épidermique formant tout autour une petite collerette.

Rien sur le reste du corps, au dire de la malade qui a été examinée habillée.

Habite un rez-de-chaussée humide.

OBSERVATION III (RÉSUMÉE) BESANÇON

Oliv..., Louis, 52 ans, chapelier, entré le 10 septembre 1885, salle Piorry, n° 50 (hôpital de la Pitié, service de M. Lancereaux).

Poussée aiguë de bronchite chronique. — Emphysème. — Rien au cœur ni dans l'urine. — Athérome des radiales. — Varices bilatérales. — Craquements dans les genoux. — Oignon du gros orteil droit. — Calvitie. — Hernie inguinale gauche.

OBSERVATION IV (RÉSUMÉE) BESANÇON

Pl..., Jeanne, 75 ans, journalière, entrée le 25 octobre 1885, salle Lorain, n° 27.

Athérome généralisé avec ischémie cérébrale. — Souffle aortique au 1er temps, un peu de raideur de la nuque. — Contracture légère des deux membres inférieurs; réflexe patellaire exagéré; réflexe plantaire à peu près aboli (sclérose spinale diffuse périvasculaire). Varices avec amincissement de la peau des jambes. Dilatation de l'estomac.

OBSERVATION V (RÉSUMÉE) BESANÇON

Mi..., Hortense, 71 ans, entrée le 18 juin 1885, salle Lorain, n° 37.
Urémie éclamptique et comateuse (néphrite interstitielle). Rien au

cœur. — Artères dures. — Léger degré d'emphysème pulmonaire. — Varices capillaires aux deux jambes (surtout aux mollets). Déformation des ongles. — Oignons. — Blépharite ciliaire. Pas de calvitie, pas d'acné, pas d'hémorrhoïdes.

Observation VI (Résumée) Besançon

Jub..., Emilie, 54 ans, journalière, entrée le 17 octobre 1885, salle Lorain, n° 38.

Bronchite chronique; emphysème avec accès d'asthme symptomatiques. — Rien au cœur. — Albuminurie. — Varices bilatérales. — Craquements articulaires. — Hernie crurale à gauche. Sur la face dorsale du cou-de-pied plaque ovalaire, large comme la paume de la main, rouge vif, très prurigineuse, recouverte par places de larges squames épaisses, jaunâtres, s'enlevant par lambeaux. Le derme est épaissi et adhérent aux places sous-jacentes. Plaque semblable dans le creux poplité gauche.

Observation VII (Résumée) Besançon

Douil..., Louise, 61 ans, domestique, entrée le 27 octobre 1885, salle Lorain, n° 36.

Emphysème et catarrhe bronchique. — Rien au cœur. — Léger œdème des paupières mais rien dans les urines. — Varicosités disséminées sur les deux jambes dont la peau, ainsi que celle des pieds est squameuse, amincie, plissée. — Ongles jaunâtres et cannelés. — Aux malléoles internes cicatrices pigmentées d'anciens ulcères. — Intertrigo sous-mammaire. — Peau de l'abdomen et du tronc rugueuse, blépharite ciliaire.

Observation VIII (Résumée) Besançon

Beling..., Marie, 67 ans, entrée le 13 août 1885, salle Lorain, n° 15.
Artério-sclérose. — Souffle aortique au 1er temps. — Albuminurie.
— Emphysème, varices bilatérales, capillaires surtout sur le dos des
pieds; serpentines surtout sur la saphène interne gauche et la saphène
externe droite. A l'aine droite et à la partie inférieure du creux
poplité gauche gros paquets variqueux en tête de Méduse. A plusieurs
reprises menaces d'abcès phlébitiques. Derrière la malléole interne
gauche trace pigmentée d'un ancien ulcère. Amincissement de la
peau surtout à la face interne. Taches pigmentaires disséminées en
grand nombre. Crampes et fourmillements dans les jambes. — Craquements des genoux. — Altération des ongles. — Eruptions fréquentes du tronc. — Acné des épaules. — Calvitie complète : littéra-
lement pas un cheveu, pas même en arrière. — Blépharite ciliaire.

Observation IX (Résumée) Besançon

Land..., Rose, 69 ans, blanchisseuse, entrée le 10 octobre 1885, salle
Lorain, n° 34.
Athérome. — Souffle aortique au 1er temps. — Craquements articulaires généralisés. — Ostéophytes des genoux. Albuminurie, urémie
dyspnéique. Les deux jambes, surtout la droite, sont le siège d'un
œdème dur. La peau est luisante, sèche. Le derme épaissi est fortement tendu. Il est impossible de faire un pli à la peau; la pression
du doigt ne détermine pas de godet. Au-dessus des malléoles pigmentation brunâtre, avec des plaques violacées. L'épiderme des orteils
est atrophié, la peau à ce niveau offre une coloration rose vif et le
derme adhère aux plans sous-jacents comme dans la sclérodermie.
Ongles atrophiés; quelques-uns ont presque disparu. — Varices
légères.

Observation X (Résumée) Besançon

Baudo..., Clémence, 54 ans, couturière, entrée le 8 avril 1885, salle Lorain, n° 34.

Bronchite chronique. — Emphysème. — Dilatation du cœur droit. — Epistaxis dans l'enfance. — Migraines. — Acné du dos et de la face. — Athérome. — Varices. — Ongles d'orteils altérés. — Blépharite ciliaire.

Observation XI (Résumée) Besançon

Desud..., Gustave, 55 ans, dessinateur, entré le 22 octobre 1885, salle Piorry, n° 36.

Père mort à 59 ans d'anasarque. — Mère à 79 ans, paralysée. — Œdème des jambes et du scrotum. — Albuminurie. — Artères dures. — Bruits du cœur assourdis, inégaux (myocardite scléreuse). — Emphysème et catarrhe. — Varices capillaires. — Cicatrices circulaires à contours polycycliques, déprimés, très pigmentés, à la face interne de la jambe droite. — Syphilis il y a 30 ans; hernies inguinales.

Observation XII (Résumée) Besançon

Sineg..., Guillaume, 60 ans, garçon d'hôtel, entré le 5 octobre 1885, salle Piorry, n° 32.

Artério-sclérose généralisée. — Néphrite interstitielle. — Varices, surtout à gauche. — Hémorrhoïdes. — Arthrites déformantes multiples. — Calvitie.

Observation XIII (Résumée) Besançon

Presf..., Pierre, 68 ans, tailleur, entré le 28 octobre 1885, salle Piorry, n° 27.

Hémiplégie gauche avec contracture. — Epistaxis dans l'enfance ; migraines ; névralgies multiples, angines à répétition. — Artério-sclérose généralisée. — Cœur un peu gros ; claquement du second temps à la base. — Rien aux poumons ni dans l'urine. — Varices capillaires. — Peau des jambes amincie, luisante, écailleuse. — Déformations articulaires des orteils. — Ongles altérés. — Calvitie.

Observation XIV (Résumée) Besançon

Mar..., Charles, 57 ans, peintre en voitures, entré le 8 octobre 1885, salle Piorry, nᵒ 12.

Dyspnée urémique ; œdème des bourses ; polyurie ; traces d'albu-mine. Varices capillaires. Ongles altérés. Peau des jambes sèche, squameuse, extrêmement amincie à la face interne des tibias. Craque-ments des genoux. Artères dures. Bruits du cœur sourd, sans souffle. Rien aux poumons. Calvitie. Blépharite ciliaire.

Observation XV (Barety)

Eczéma variqueux autour d'un vésicatoire, puis poussée à peu près généralisée.

Saquet..., Jacques, terrassier, 55 ans, entré le 24 juillet 1872, salle St-Louis, nᵒ 29.

Antécédents héréditaires nuls. *Antécédents personnels* : Bonne consti-tution. Pleurésie à gauche en 1846. Jamais d'affection vénérienne. Depuis trois ans souffre habituellement dans la jambe droite du genou au cou-de-pied. En mars dernier, pour ses douleurs, il appli-qua deux vésicatoires grands comme le fond d'un verre *à la jambe droite*, l'un à la partie inférieure, l'autre à la partie supérieure de sa face externe. Entretenus depuis par une pommade de couleur grise. Le supérieur est cicatrisé depuis 15 jours. La plaie de l'inférieur existe encore avec l'étendue d'une pièce de 2 fr. ; fond bourgeonnant, livide. Le malade prétend de lui-même que cette plaie a été entretenue « par la stase du sang » à la partie inférieure de la jambe. Cette stase du sang n'avait jamais lieu avant l'application du vésicatoire. Aucune trace de varices superficielles ; peut-être en existe-t il profondément dans l'épaisseur du mollet et dans ce cas les douleurs dont se plaint le malade pourraient leur être rapportées. Cependant ces douleurs n'étaient pas plus fortes le soir après la marche et les fatigues du jour et le mollet n'enflait jamais. A gauche varices existant depuis 1840 au moins. N'en a jamais souffert et la jambe, avant l'affection cutanée, n'enflait jamais.

Depuis une douzaine de jours, zone rouge eczémateuse autour de l'ulcération située à la partie inférieure de la jambe droite. Puis toute la jambe droite a été prise. Huit jours après, la jambe gauche et les bras étaient envahis, ainsi que les fesses, les lombes et les cuisses.

Etat actuel : L'affection cutanée pour laquelle ce malade entre à l'hôpital siège aux mêmes points et à les caractères de l'eczéma humide à squames nombreuses et minces.

Jambes, droite : rougeur presque uniforme, luisante humide avec plaques épidermiques jaunâtres se détachant facilement. Rougeur un peu livide et d'autant plus que le malade reste plus longtemps debout. La station verticale provoque aussi l'œdème et la sécrétion de sérosité ainsi que la démangeaison. Au lit tout se calme. *A gauche,* moins d'intensité ; *cuisses, fesses, lombes,* surtout petites plaques arrondies assez abondantes, isolées ou confluentes ayant de 2 à 3 millim. jusqu'à 1 cent. et plus de diamètre ; légèrement élevées, un peu rugueuses et fournissant des squames blanches minces. *Le long du sternum* une bande d'eczéma. *Membres supérieures,* bras, avant-bras et dos des mains, peau violacée, rouge, un peu épaissie, nombreuses squames, quelquefois croûteuses et jaunâtres. Exagération des plis cutanés aux poignets et au dos des mains. Sont *indemnes,* la plus grande partie de la paume des mains, des pieds, la face interne des bras, le ventre excepté le long du raphé ombilical, les flancs, la face en grande partie, le cuir chevelu, le cou, le dos presque entier. Rien aux bourses. *Au dos,* quelques points rouges squameux disséminés.

A la face, le long du maxillaire inférieur, de chaque côté, quelques squames blanches. *A la paume des mains* quelques crevasses aux plis articulaires, résultat du travail. A *l'éminence thénar* de la main *droite*, quelques soulèvements épidermiques. Démangeaisons principalement la nuit, plus fortes aux bras qu'aux jambes.

(Cataplasmes de fécule à la jambe droite.)

29 juillet. — (Cataplasmes de fécule aux bras et aux jambes.)

1er août. — Petit abcès au poignet vers la base de l'éminence thénar de la main droite.

Le 3. — Cautérisation au nitrate d'argent sur la plaie de la jambe.

Le 8. — Huile de cade coupée à parties égales.

10 septembre. — *Exeat*.

Observation XVI (Thibierge)

Exzéma variqueux à droite, datant de 26 ans. A gauche une poussée consécutive à un traumatisme.

Dev... Vel... 67 ans, sans profession, entré le 9 octobre 1882, salle St-Léon (Service de M. Besnier).

Son père a eu une affection cutanée des membres inférieurs. Un frère en est également atteint. Aucune maladie en dehors de l'affection cutanée. Début il y a 26 ans, à la jambe droite. Soigné alors par Gibert; sorti de l'hôpital au bout de deux mois très amélioré, mais la guérison n'a jamais été complète. Aggravation il y a plusieurs années suivie d'une amélioration. Il y a 3 ans, à la suite d'un coup, poussée éruptive intense pendant 6 mois sur la jambe gauche. Au mois de mars dernier nouvelle aggravation des lésions de la jambe droite, qui n'ont fait qu'augmenter depuis lors. Démangeaisons très vives.

Etat actuel: Sur la jambe droite dans sa totalité et sur la partie supérieure du dos du pied, rougeur intense, sans tuméfaction bien nette. Sur cette surface rouge, ou plutôt rosée, pas de vésicules, mais il existe quelques surfaces privées de la couche superficielle de l'épiderme et au niveau desquelles la rougeur, un peu plus intense, s'accompagne d'un léger suintement. Sur les autres points, épiderme blanc, micacé, en desquamation pityriasiforme. Varices peu prononcées des 2 jambes, plus marquées à gauche qu'à droite, quelques squames pityriasiformes peu prononcées, sans rougeur notable. Phlébite et périphlébite prononcées surtout à gauche. Pas d'albumine dans l'urine (glycérolé d'amidon).

12 octobre. — Démangeaisons plus vives. (Enveloppement de caoutchouc.)

Le 26. — Bas élastiques. Poudre d'amidon, ouate. L'épiderme est reformé dans presque toute l'étendue des lésions. Il reste quelques très légères excoriations superficielles.

On remarque que l'épiderme de la jambe gauche présente un état ichtyosique léger. Cette jambe a été le siège de lésions eczémateuses pendant environ un an (1878-79). L'état ichthyosique dure depuis un an environ. Il existe également, mais moins prononcé sur les 2 caisses.

4 novembre. — Exeat, presque entièrement guéri.

OBSERVATION XVII (AUDOUARD)

Eczema et ulcère variqueux. — Poussée généralisée d'eczéma aigu.

Triquen..., Alexis, camionneur, 47 ans, entre le 20 septembre 1876, salle St-Mathieu, n° 34.

Pas de maladies antérieures. Son père avait des varices et des démangeaisons au scrotum et aux cuisses. Vers l'âge de 14 ans, début de varices superficielles qui ont augmenté sans cesse ; elles occupent les deux veines saphènes du membre inférieur droit. Sur le membre inférieur gauche, ne remontent guère au-dessus du genou. Il y a 15 ans environ a eu pendant 4 ans de l'intertrigo. A sur le scrotum, à la base de la verge une surface légèrement enflammée. Sur les fesses, à la région sacrée et au niveau des épines iliaques antérieures, plaques rouges qui sont le siège d'une légère desquamation. Aux avant-bras, la peau, tout en conservant sa coloration normale, est recouverte de petites squames.

Le 3 août 1876, une caisse de 500 kilogr. est tombée sur le mollet droit du malade. Peu à peu, la jambe a augmenté de volume et environ un mois après, une ulcération apparaissait sur la face posté rieure de cette jambe. — Depuis cette époque la plaie a diminué d'étendue. Il y a 15 jours, la cheville droite s'est enflée ; les mouvements de l'articulation du cou-de-pied persistent. Autour de la place, la peau est devenue d'un rouge foncé et prurigineuse. Elle est légèrement ulcérée au-dessus des malléoles et sécrète depuis 15 jours un liquide citrin. L'ulcération primitive est allongée de haut en bas, les bords sont légèrement saillants ; fond jaunâtre. Le dos du pied présente une teinte violacée. Sur la face externe de la jambe, à la partie supérieure, quelques plaques rougeâtres.

Pas de trace d'angioleucite, ni d'adénite ; à la jambe gauche, entre la malléole interne et le tendon d'Achille, un point ulcéré et deux plaques rougeâtres et reposant sur des parties variqueuses.

23 septembre. — Poussée d'urticaire étendue aux membres et à une partie du tronc. (Poudre de fécule sur tout le corps.)

Le 28. — La rougeur notée le 23 septembre était le prélude d'une éruption vésiculeuse se généralisant à tout le membre du côté droit.

Depuis, la jambe gauche est devenue le siège d'une éruption vésiculeuse, confluente par plaques. Les vésicules se sont rompues et donnent lieu à une plaque ulcérée, surtout au niveau de la malléole interne. Au tronc il n'y a encore que de la rougeur mais aux mains, on commence à constater un état chagriné de la peau et, dans certains points, l'épiderme est soulevé par du liquide qui forme de véritables petites phlyctènes. Pas de fièvre. Appétit.

Le 22. — (2 verres d'eau de Sedlitz). La poussée aux cuisses est symétrique ; elle se comporte dans son extension, comme un érysipèle, seulement la saillie des bords est un peu moins marquée. Il n'y a pas de douleurs sur les bords de l'éruption, mais il y a engorgements des ganglions cruraux qui sont douloureux à la pression. Les mains sont moins rouges, moins gonflées, l'apparence chagrinée est moins marquée. Pas de fièvre.

3 octobre. — L'éruption paraît diminuée aux membres inférieurs. Nouvelle poussée à l'avant-bras droit.

Le 5. — L'amélioration persiste.

Le 12. — Va notablement mieux.

Le 25. — Etat stationnaire d'une petite plaie à la face postérieure de la jambe au bas du mollet, à bords décollés. Par un petit orifice on voit sourdre un liquide citrin qui paraît provenir d'un vaisseau lymphatique ouvert par suite d'application de pastilles de chlorure de zinc.

11 novembre. — Seconde application de pastilles de chlorure de zinc sur l'ulcération. Attouchements avec le crayon de nitrate d'argent.

Le 25. — L'ulcération n'est pas complètement cicatrisée. La peau environnante est toujours rouge violacé. *Exeat.*

OBSERVATION XVIII (PERSONNELLE)

Ulcère variqueux. Poussée eczémateuse sous l'influence des bandelettes.

Lecroul..., François, 51 ans, tailleur de pierres, entré le 3 septembre 1884, salle Bazin, n° 23.

Varices depuis l'âge de 16 ans. Père et mère variqueux. Douleurs rhumatismales, par instants très intenses. Le père avait les mains goutteuses. Ne semble pas syphilitique. Début il y a 22 mois, d'un ulcère qui semble avoir été énorme et qui s'est guéri en grande partie, le malade continuant cependant son travail.

Actuellement : Au niveau de la malléole interne ulcération de la grandeur d'une pièce de 1 fr. à peu près arrondie, à fond grisâtre, entourée de tissus lardacés, au niveau desquels la peau est d'un rouge vineux. Au-dessus, sur toute la moitié inférieure de la jambe, la peau épaissie en bas, souple en haut, est squameuse, fortement pigmentée en brun. Paquets variqueux volumineux.

La sensibilité à l'épingle est à peu près conservée partout, mais elle est certainement diminuée au niveau de l'ulcère et sur une petite zone autour de lui. La sensibilité au froid (verre) est nulle au niveau de l'ulcère et au-dessus de lui sur une étendue de 3 ou 4 travers de doigt (bandelettes).

9 septembre. — Les bandelettes irritent. Autour de l'ulcère, peau rouge, fendillée, suintante (cataplasmes).

Le 26. — Cicatrisation. Sensibilité à l'épingle un peu diminuée autour de la cicatrice. Sensibilité à la température conservée, mais diminuée.

1er octobre. — Entièrement cicatrisé depuis une huitaine de jours. Peau lisse, violacée. *Exeat*

OBSERVATION XIX (PETIT)

Eczéma et ulcère variqueux de la jambe droite.

Kirschw..., Pierre, 54 ans. Tailleur sur cristaux, entre le 8 septembre 1873, salle St-Mathieu, n° 52.

Homme vigoureusement constitué ; bonne santé ; jamais de maladies de peau ni de maladie vénériennes : la seule maladie qu'il ait faite est une « fièvre bilieuse » avec délire pendant les 9 premiers jours. Un excès alcoolique de temps en temps ; un litre environ les jours ordinaires. Varices de très bonne heure (déjà lors de la revision ; mais il ne fut pas exempté). Ulcère à la partie inférieure et interne de la jambe gauche en 1856 ; consécutif à une excoriation produite par la botte ; s'entoura de croûtes après avoir suinté, et dura avec des alternatives de mieux et de plus mal, pendant 7 ou 8 ans. A laissé une cicatrice brunâtre, lisse, large comme la paume de la main, avec une plaque moins colorée, plus dure, et légèrement déprimée, au point ou siégeait l'ulcère proprement dit. Il y a 4 ou 5 mois, un peu de douleur à la partie inféro-interne de la jambe gauche ; cette douleur, qui était limitée au point sur lequel s'est développé l'ulcère actuel, consistait en vives démangeaisons et en sensation de piqûre. Au bout de quelque temps apparut une petite vésicule, qui s'ulcéra et devint le point de départ d'une ulcération. En même temps, la jambe, auparavant un peu tuméfiée seulement le soir devint le siège d'un gonflement plus marqué et permanent. Cet ulcère atteignit bientôt les dimensions d'une pièce de 2 fr., dimensions qu'il a encore actuellement. Il y a un mois, des croûtes commencèrent à se développer autour, sans suintement préalable.

Actuellement, ulcère variqueux des dimensions indiquées ci-dessus, entouré d'une zone de peau brune et lisse, large comme la paume de la main ; sur cette peau, croûtes lamelleuses blanchâtres d'autant plus minces et moins serrées, qu'on s'éloigne davantage de l'ulcère, qui occupe à peu près le centre du mal (cataplasmes de fécule).

10 octobre. — Les croûtes sont complètement tombées ; pas d'ulcérations aux points qu'elles occupaient (cataplasmes de fécule).

Le 13. — Pansement avec bandelettes.

Le 16. — Vive irritation ; toute la plaque cicatricielle est d'un rouge vineux, luisante et suintante, avec cuisson intense (linge au niveau des ulcères, bandelettes par-dessus).

Le 17. — La rougeur a plutôt augmenté : elle s'est en outre un peu étendue, et la peau en contact avec les bandelettes commence à s'irriter (cataplasmes).

Le 18. — Même état qu'hier (Pansement avec glycérine 2, alcool 1).

Le 20. — Rougeur encore vive autour de l'ulcère, qui est en partie cicatrisé. A la jambe, au-dessus de la lésion primitive, rougeur en plaques ; en un point l'on constate un bourrelet, peut être moins net que celui de l'érysipèle franc, mais bien manifeste. Traînée remontant vers l'aine ; ganglion engorgé, volumineux, rouge ; douleur très vive sur tous ces points (Cesser l'alcool. Eau de sureau. Taffetas gommé).

Le 21. — Rougeur moindre ; plaques et traînées bien moins douloureuses ; pourtour de la plaie sec maintenant, luisant et d'un rouge moins vif. Ulcère presque complètement cicatrisé.

Le 24. — Rougeur diffuse avec un peu d'induration de la peau, sans limites nettes, au niveau du ganglion engorgé. — Plaques plus rouges, dures, douloureuses, à contours dégradés à la partie postérieure du mollet et à la partie antérieure de la jambe dans une assez grande étendue. Fièvre (Bain).

Le 26. — Même état à peu près. Rougeur vineuse des plaques de la jambe depuis quelques jours, avec quelques points purpuriques çà et là.

Le 29. — Beaucoup moins de rougeur : état général meilleur.

Le 6 novembre. — Encore un peu d'induration sur le trajet des lymphatiques, avec desquamation épidermique au niveau des points indurés.

Le 11. — Les indurations ont diminué, mais pas encore complètement disparu ; il n'y a plus de rougeur ni d'œdème nulle part. La plaque primitive conserve une teinte un peu rouge.

Le 16. — Un peu de rougeur au niveau de la plaque primitive (Solution de perchlorure de fer au 1/5).

Les 19-20. — Pas de solution de perchlorure.

Le 21. — Il ne reste plus à la cuisse qu'un petit cordon induré ; les cordons sont presque inappréciables à la jambe (Solution de perchlorure de fer).

Le 31. — Exeat. Encore un peu de rougeur violacée à la partie inféro-interne de la jambe, avec quelques croûtes épidermiques petites et peu épaisses. Lymphangite entièrement disparue.

Observation XX (Serres)

Eczéma et ulcère variqueux. — Eczéma sec disséminé, discret. Localisation ancienne par gale. Sujet syphilitique.

Seffl., Etienne, peintre en bâtiments, 43 ans, entré le 6 avril 1866, salle St-Louis, nᵒ 24.

Père et mère morts du choléra en 1832. Deux frères et une sœur en bonne santé. Pas de gourmes ni de glandes au cou. A eu deux écoulements. Il y a 10 ans, chancre syphilitique et accidents secondaires. Soigné par Ricord. Varices aux jambes depuis l'âge de 18 ou 19 ans. — A 20 ans, gale. (Frictions avec une pommade soufrée) L'éruption a presque disparu en quelques jours et a laissé sur la jambe gauche une tache rouge de la dimension d'une pièce de 5 fr. recouverte de petites squames blanchâtres. Cette tache ne s'est effacée complètement qu'au bout de 6 mois. (Fumigations avec feuilles de noyer).

Six ans après, à la face interne de la jambe gauche vésico-pustule qui s'est ulcérée ; progrès rapides de l'ulcération. Au bout de 6 semaines elle avait 5 ou 6 centim de diamètre. La cicatrisation n'a été complète qu'au bout de trois mois. (Cataplasme de fécule. Bains d'amidon. Diachylon). Depuis cette époque coloration rouge violacée de la jambe. Il y a 4 ans, plaie à la partie interne de la jambe gauche ; a suppuré pendant 4 mois. Soigné pendant 3 semaines dans le service de M. Hillairet (Bain simple. Cataplasmes de farine de lin. Diachylon.)

Il y a 6 semaines environ, s'est fatigué beaucoup à faire de longues courses. Il est survenu un gonflement du dos des pieds et de la partie inférieure des jambes (Cataplasmes de farine de lin). Au bout de 2 ou 3 jours, petits boutons sur les 2/3 inférieurs de la jambe gauche et la face interne de la jambe droite. Vives démangeaisons et suintement peu abondant.

Etat actuel : *A gauche*, les deux tiers inférieurs de la jambe sont d'une coloration rouge, violacée, avec squames blanchâtres et parsemés d'ulcérations arrondies, superficielles. Celles-ci sont recouvertes de croûtes d'un gris noirâtre, peu adhérentes. Çà et là quelques vésico-pustules isolées. Derrière la malléole interne deux ulcérations irrégulières, fournissant une certaine quantité de liquide séro-purulent et entourées d'une zone rouge sombre assez étendue. *A droite*. A la face interne plaque rouge assez étendue recouverte de squames blanchâtres assez minces. Vers la partie supérieure de la plaque, croûte noirâtre assez épaisse. En arrière de la malléole interne, petite ulcération arrondie entourée d'une zone rouge sombre.

Depuis 6 mois, éruption de petits boutons acuminés sur la poitrine, le ventre, le dos, les fesses, les cuisses, et les membres supérieurs. Les uns sont surmontés d'un point noir central. D'autres, recouverts d'une croûte noirâtre assez mince. Hernie inguinale droite (bandage). Rien à la verge. Les ganglions de la partie interne et supérieure des cuisses sont engorgés. Rien au cuir chevelu. Les cheveux sont assez rares au sommet de la tête. Bonne constitution. Bon appétit. Digestions faciles.

10 avril. — Les croûtes sont tombées. Vive rougeur, suintement abondant (glycérolé d'amidon).

4 mai. — Le suintement a disparu. Il existe encore une légère rougeur à la place occupée par l'éruption. *Exeat.*

Observation XXI (Thibierge)

Eczéma variqueux causé par un produit pharmaceutique appliqué sur une varice ulcérée. Eczéma sec disséminé.

Duf..., 34 ans, giletière, entre le 18 décembre 1882, salle Gibert, n° 12, service de M. Besnier.

Réglée à 12 ans, irrégulièrement pendant longtemps. 5 enfants : 3 morts (athrepsie, bronchite capillaire); 2 vivants : un a eu une bronchite l'an dernier.

Dans son enfance, pas de gourmes. Fistule de l'anus il y a 8 ans. Fièvre typhoïde (??) il y a 5 ans. Douleurs dans le genou gauche depuis 2 ans. Jamais de maladie cutanée. Varices depuis 5 ou 6 ans.

Depuis 2 ou 3 mois, s'est produite la lésion qui occupe la partie supérieure de la jambe; début par une ulcération qui paraît due à la rupture de varices.

Il y a environ 15 jours, a appliqué, sur le conseil d'un pharmacien, un « topique phagédénique; » 2 ou 3 jours après grand nombre de petits éléments sur la jambe. Depuis 8 jours, sur le conseil du même pharmacien, elle a appliqué une autre préparation qui a calmé les démangeaisons.

Etat actuel. — A la partie antérieure de la jambe gauche, au-dessous du tendon rotulien, une cicatrice large comme une pièce de 2 francs; le centre, de coloration violacée, est déprimé et les bords sont un peu moins livides.

Sur toute l'étendue de cette jambe, rougeur assez intense, diffuse et formée de points isolés larges comme des grains de chènevis, disséminés en grand nombre. A la partie inférieure les points rouges sont saillants et ont à leur partie centrale une petite croûte brunâtre et punctiforme. Vers la partie moyenne, la plupart se réduisent à des taches rouges très nombreuses ; d'autres forment des tache rouges au niveau desquelles la couche cornée de l'épiderme fait défaut et présentent ainsi une petite perforation épidermique légèrement suintante. A la partie supérieure de la jambe, éléments un peu plus larges, légèrement saillants et recouverts par places de croûtes brunâtres très petites. Sur le quart inférieur de la cuisse, les éléments moins nombreux sont simplement érythémato-papuleux.

D'une façon générale, lésions plus marquées à la partie postérieure ; elles y consistent en éléments semblables à ceux déjà décrits, mais dans l'intervalle desquels il existe une coloration générale violacée et livide.

Sur la partie supérieure de la cuisse, il n'y a que des taches érythémateuses peu larges et sans aucune saillie. Sur le membre inférieur droit, on ne voit qu'un très petit nombre d'éléments papuleux ou papulo-érythémateux très disséminés. Sur la paroi abdominale antérieure assez grand nombre d'éléments larges comme des grains de millet, érythémateux ou érythémato-papuleux. Quelques-uns sur la paroi thoracique et sur la région lombaire. Au cœur, souffle anémique au 1er temps à la base (Poudre d'amidon).

Le 20. — Les éléments rouges des jambes ont déjà considérablement pâli, sous l'influence du simple repos. Quelques-uns sont même déjà complètement effacés.

Le 25. — Les lésions des jambes sont presque entièrement guéries.

OBSERVATION XXII (Résumée) Hartmann

Bains sulfureux causant de l'eczéma sur des jambes variqueuses.

Thier... Nicolas, 57 ans, manœuvre, entré le 14 mai 1884, salle Bazin, n° 64.

Syphilis secondaire depuis deux mois et demi (chancre il y a 4 mois) soigné par le sirop de Gibert et les bains sulfureux. — Varices des membres inférieurs. — Le 3 juin « poussée eczémateuse sur les jambes. On cesse les bains sulfureux (Bains d'amidon). »

OBSERVATION XXIII (THIBIERGE).

Eczéma des parties découvertes chez un homme exposé à des irritations professionnelles et prédisposé à des affections de cet ordre par un développement particulier du système veineux, reconnaissable en divers points du
corps et principalement aux membres inférieurs.

Th... 41 ans, chaudronnier, entré le 23 octobre 1882, salle
St-Léon, n° 35 (Service de M. Besnier).

Jamais aucune maladie, sauf un écoulement urétral il y a 20 ans.
Il y a environ 6 mois, sur le dos de la main droite, petits boutons
qui, en se rompant, laissaient à nu une surface suintante. Ces lésions
n'ont cessé d'augmenter depuis lors. Il y a environ 2 mois, lésions
semblables sur le dos de la main gauche. Peu de démangeaison au
niveau des parties malades. Il n'est pas obligé par sa profession de
mettre souvent les mains à l'eau, mais les a souvent couvertes
d'huile minérale ou d'essence.

Etat actuel : Sur le dos de la main droite, un large placard rouge,
légèrement saillant, à la surface et surtout à la périphérie duquel,
il y a des éléments papuleux miliaires, acuminés, sans traces de vésicules. La surface de ce placard ne suinte pas ; mais sur une grande
partie de son étendue croûtes sèches, brunes ou jaunâtres, épaisses;
sur d'autres points, squames épidermiques, minces et très blanches,
pityriasiformes. Outre ce grand placard, quelques petites plaques
constituées de la même façon, mais sans croûtes foncées. Sur la partie inférieure de la face dorsale de l'avant-bras droit, quelques éléments rouges, non recouverts de croûtes. Sur le dos de la main gauche
2 plaques, dont l'une est assez étendue, mais moins larges que les
placards de la main droite et sur lesquelles prédominent les croûtes.
De plus, sur le dos de la main et de l'avant-bras, quelques petites
plaques rouges recouvertes d'éléments miliaires papuleux à contour,
circiné, larges comme des pièces de 50 centimes environ.

Deux placards larges comme des pièces de 5 francs, et presque identiques à ceux du dos de la main, sur la partie iuférieure de la face antérieure de l'avant-bras. Rien sur le reste du corps (Cataplasmes de fécule. Bains de vapeur. Eau de Vichy).

11 novembre. — Exeat, presque entièrement guéri.

OBSERVATION XXIV (LANDRIEUX)

Eczéma avec ulcère d'une jambe variqueuse. Eczéma ailleurs. Pas de poussée
sous l'influence des bandelettes.

Trou..., repasseuse, 43 ans, entrée le 19 mars 1867, salle St-Thomas, n° 11.

Père mort à l'âge de 60 ans, de phtisie. Mère morte à 69 ans, avait des dartres sur le corps. Pas de manifestations scrofuleuses dans l'enfance. Pas de rhumatismes articulaires ni musculaires. Pas d'angine. Pas d'éruption antécédente. Appétit modéré, pas de catarrhe des voies digestives. Rien du côté des voies respiratoires. — Hémoptysie peu abondante, la semaine passée — Réglée à l'âge de 11 ans 1/2. Cessation depuis 2 ans. Pas de pertes blanches.

Actuellement quelques bouffées de chaleur survenant assez fréquemment avec sueurs abondantes. A remarqué un peu d'accroissement au moment de la coïncidence des époques menstruelles.

Cette malade présente des varices considérables sur le membre inférieur droit (début?).

Eruption disséminée sur toute la surface du corps; caractérisée par des macules qui offrent une coloration un peu foncée; aurait débuté il y a 6 semaines environ, elle offrait partout les caractères que présentent actuellement quelques plaques discrètes du membre inférieur gauche.

Déjà il y a 2 ans, apparition d'ulcères de la jambe droite; séjour de 5 semaines à l'hôpital Beaujon.

Etat actuel. Début il y a environ 6 semaines ou 2 mois par l'extrémité supérieure de la jambe droite : rougeur avec démangeaison très vives ; ensuite ulcération qui occupe actuellement la partie antérieure et moyenne de la jambe.

Aujourd'hui, la jambe droite, dans toute son étendue, est notablement tuméfiée, avec rougeur ; épiderme d'une minceur excessive. Il n'y a plus ni vésicules, ni croûtes. Dans le tiers inférieur de la jambe, la coloration de la peau est violacée, presque d'un rouge vineux. Ulcération allongée, dirigée verticalement, juste à la partie moyenne de la jambe. Elle est assez superficielle, légèrement granuleuse, mais les granulations ne sont pas d'un rouge vif, animé. — Comme traitement, la malade a appliqué des cataplasmes de farine de lin et de fécule ; a gardé le repos, mais d'une manière incomplète. Il est probable qu'elle a eu une éruption généralisée d'eczéma ; elle ne conserve aujourd'hui que quelques macules discrètes, mais nombreuses. A la jambe gauche un peu d'exulcération sous-jacente. Sommeil interrompu par les douleurs de la jambe.

20 mars. — (Cataplasmes. Bains).

Le 22. — (Charpie trempée dans la solution alcoolique de perchlorure de fer).

Le 23. — L'application du perchlorure de fer a été suivie de douleurs très vives. Éruptions d'eczéma derrière le pavillon de l'oreille. (Cataplasmes de fécule).

Le 26. — (Bandelettes de diachylon).

Le 31. — L'eczéma de la jambe est aujourd'hni à la 3e période : Surfaces rouges, congestionnées avec desquamations du derme ; ulcération notablement rétrécie.

1er avril. — (Bandelettes de diachylon).

Le 15. — On retire le pansement. Eczéma terminé ; ulcération cicatrisée, seulement, toute cette jambe est encore d'une rougeur assez vive (Bain simple).

Le 22. — Cicatrisation complète de l'ulcération. Eczéma guéri. Le membre conserve encore une légère tuméfaction, avec teinte érythémateuse générale. *Exeat*.

Observation XXV (Hartman)

Eczéma et ulcère variqueux. — Eczéma du dos.

Chesnar..., François, 66 ans, ébéniste, entré le 16 avril 1884, salle Bazin, n° 66,

Père mort à 82 ans. — Mère morte du choléra à 58 ans. — N'a jamais eu ni frères ni sœurs.

Jamais de maladies graves, qu'à 7 ou 8 ans, maladie de croissance.

Il y a 15 mois coups sur la jambe gauche, ulcération consécutive. — Jamais d'éruption antérieure. — Il y a 4 ou 5 mois, sans cause connue apparition d'une 2ᵉ ulcération sur la jambe gauche — Depuis un mois démangeaisons au niveau des bourses et de l'anus.

16 avril. — Sur la jambe gauche 2 ulcérations, l'une à la partie inférieure de la face interne ; l'autre un peu plus haut et plus en avant.

La 1ʳᵉ a une forme générale elliptique ; grand axe oblique en bas et en avant ; environ 3 centim. de long sur 2 de large ; la 2ᵉ à grand axe vertical est un peu plus petite. Ces ulcérations ont un fond peu bourgeonnant, grisâtre, un peu sanieux, des bords de niveau avec la peau avoisinante. Toute la peau de la région est rouge, lisse, un peu suintante, et cette rougeur se perd en s'émiettant sur les limites en une série de taches petites — quelques squames. — Varices des 2 jambes.

A la partie antérieure et inférieure de la jambe droite, plaque brune se desquamant un peu (traces de coups, au dire du malade) ; auparavant la jambe gauche était de même de couleur brune.

Rien sur le reste du corps qu'un état légèrement eczémateux, de la partie supérieure du dos.

Habitus extérieur d'un homme solide.

Blennorrhagie, datant d'un mois.

2 Mai. — Petite ulcération en dedans de l'ongle gauche qui a une tendance à s'incarner (iodoforme).

Le 21 — Exeat. — Guéri.

OBSERVATION XXVI (HARTMANN)

Eczéma variqueux. — Eczéma liménoïde disséminé.

H..., Eugène, 60 ans, journalier (crible des grains), entré le 21 mai 1884, salle Bazin, n° 54.

Mère morte ? — Père mort d'apoplexie.

Jamais de maladies graves. Depuis 10 ans, cuissons entre les jambes, après être monté à cheval, sans que jamais ces lésions aient pris une grande extension.

En janvier 1884, démangeaisons à la jambe gauche; apparition d'éruption à ce niveau, accrue surtout depuis qu'il fait chaud (Saindoux).

21 mai. — Sur le tronc, surtout à la région postérieure, quelques petits boutons (tête d'épingle), saillants, recouverts d'une croûtelle noirâtre, disséminés. Traces de grattage.

Lésions analogues sur les membres supérieurs, quelques petits boutons rouges, légèrement saillants, recouverts de vésicules desséchées, groupés sur l'épaule gauche. Sur les bourses quelques squames. Membres inférieurs : Eruption surtout marquée à gauche : plaques mal limitées à la partie antéro-interne de la cuisse, au niveau des jarrets, à la partie antéro-interne de la jambe, s'étendant à gauche sur le dos du pied. Ces plaques sont mal limitées par places, nettement en d'autres; à leur niveau peau tuméfiée, rouge ; ses plis sont exagérés; quelques squames et quelques points suintant. Mais d'une façon générale, éruption sèche. Dans l'intervalle des grandes plaques il y en a d'autres plus petites et quelques éléments séparés, comme égrenés au voisinage des grandes plaques. Traces de grattage.

Varices et varicosités des membres inférieurs. Rien sur la tête (4e degré. Bain).

Le **23**. — On applique sur le membre inférieur gauche, de l'acide acétique à 6°, sans frotter beaucoup et essuyant légèrement ensuite.

Le 27. — Talc.

Le 6 juin. — La desquamation n'est pas encore terminée.

Le 10. — Exeat.

OBSERVATION XXVII (RÉSUMÉE) RATHERY.

Mallet... Claude, 32 ans, terrassier, entré le 10 septembre 1868, salle St-Louis, n° 20.

Douleurs rhumatismales dès la jeunesse. — Varices depuis l'âge de 16 ans. Il y a 2 ans, éruption prurigineuse suintante, probablement eczémateuse qui se serait guérie dans espace de 15 jours sauf au niveau des varices de la jambe gauche. Août 1866. — 3 semaines chez Hillairet pour ulcère variqueux. A l'entrée, eczéma suintant variqueux par places avec points ulcérés.

OBSERVATION XXVIII (RÉSUMÉE) RATHERY

Eczéma variqueux autour d'une cicatrice d'origine traumatique.

Vesq..., Eugène, 55 ans, garçon de chantier, entré le 16 juin 1868, salle St-Louis, n° 30.

Antécédents morbides nuls. — Alcoolique. Au mois de janvier, par une chute, plaie à la partie moyenne de la face interne de la jambe. Cicatrisée en 6 semaines.

Il y a environ 2 mois éruption vésiculeuse autour de la cicatrice — (application de pommade camphrée). Depuis lors extension graduelle. *A l'entrée*, quelques varices. — Au tiers inférieur de la jambe droite rougeur diffuse, marquée surtout à la face antérieure. — Par places croûtes jaunâtres assez épaisses, véritable croûtes d'impétigo; suintement assez abondant; cette partie est douloureuse. — Engorgement des ganglions cruraux (soigné par les cataplasmes). — Sort le 14 juillet, très amélioré

Observation XXIX (Personnelle)

Eczéma et ulcère variqueux. — Eczéma sec disséminé discret.

Denis..., 74 ans, entrée le 9 septembre 1884, salle Lugol, nᵒ, 21.

Depuis une douzaine d'années environ, varices surtout à droite. Il y a 14 mois ulcération à la partie interne du pied, à un centimètre au-dessous de la malléole interne; a mis un an à se fermer. Depuis le mois d'avril, époque de la cicatrisation, éruptions successives de nature eczémateuse sur le membre droit.

Actuellement. Irritation très marquée produite par des applications d'eau phéniquée faites il y a 4 jours. — Sur le dos du pied rougeur diffuse inflammatoire ; irritation assez intense pour causer de petites phlyctènes. Au niveau et au devant de la tibio-tarsienne, peau rouge, exulcérée et recouverte de petites croûtes. Sur le reste du membre inflammation qui se traduit par un pointillé rouge vif de la peau au niveau des papilles, et par des excoriations. Déman- geaisons assez marquées.

A la région tibiale antérieure, peau blanche, amincie par places au niveau desquelles on voit de légères varicosités. Au tiers moyen du membre, à la face interne, cicatrice déprimée à trois branches, vestige d'un ancien vésicatoire (elle aurait eu là une vive inflamma- tion) ; trois excoriations de la peau à ce niveau ; au niveau du genou, partie interne, quatre à cinq taches rouges érythémateuses produites par l'action du caustique.

A la face interne de la cuisse, sur le trajet de la saphène, dilatation variqueuse ne remontant guère au delà du tiers inférieur de la cuisse. A la jambe gauche, quelques démangeaisons; varices peu marquées, sans gonflement ni rougeur du membre. Au bras gauche, au tiers supérieur sur le trajet des vaisseaux brachiaux, cicatrice blanchâtre et lisse (Erysipèle gangréneux, rapporte la malade ??). Etat sec et rugueux de la peau des avant-bras à la partie supérieure et posté- rieure. Rien sur le tronc et le visage, quelques papules excoriées au niveau des épaules. Albuminurie légère.

Le 23 septembre. — *Exeat*. — Cicatrisation de la plaie du dos du pied depuis 4 à 5 jours. Les jambes restent lisses, un peu rouges ; prurit.

OBSERVATION XXX (RATHERY)

Varices. — Eczémas avec ulcération. — Eczéma.

Cabo... (Elise), 35 ans, domestique, entrée le 19 mai 1868, salle Saint-Thomas, n° 3.

Père mort à 72 ans, mère à 40 ans, phtisique.

Antécédents strumeux (ganglions cervicaux ; otorrhée et depuis lors surdité à gauche). A 12 ans, éruption eczémateuse à la face. Varices depuis l'âge de 20 ans. Pas d'hémorrhoïdes. Réglée à 22 ans, régulièrement. Un enfant à 30 ans, mort à 1 mois. Pas de commémoratif syphilitique.

Il y a trois mois, éruption vésiculeuse à la face, surtout sur les paupières. — Il y a trois semaines, une sorte de furoncle vers le tiers supérieur de la face interne de la jambe gauche. Ouverture de la pustule et formation d'une ulcération qui a donné lieu à un suintement séro-purulent assez abondant.

Aujourd'hui, développement variqueux des veines, des deux côtés ; la jambe gauche présente un volume plus considérable que la droite. La peau est tendue, luisante, d'une rougeur plus prononcée au voisinage de l'ulcération. A la pression, nombreuses nodosités formées par les varices ; on réveille une assez vive douleur. — Ulcération à peu près de la largeur d'une pièce de 1 fr. ; assez superficielle, recouverte d'un exsudat jaunâtre. Autour de l'ulcération, légère desquamation lamelleuse. De plus, disséminées autour d'elle, quelques pustules purulentes, quelques-unes ouvertes et recouvertes de croûtes jaunâtres. — Pas d'engorgement des ganglions inguinaux. — A la partie antérieure du thorax et dans le dos deux plaques présentant une coloration jaunâtre et siège d'une légère desquamation furfuracée (glycérine, puis perchlorure de fer).

Erysipèle intercurrent. Sort guérie le 23 juin.

Observation XXXI (Résumé)

Ayra... (Hippolyte), 30 ans, mégissier. Entré le 30 juin 1880, salle Saint-Mathieu, n° 37.

Varices légères (date d'apparition ?). Il y a trois mois, coup à la jambe droite; depuis ce moment éruption à la partie inférieure de la jambe : *à l'entrée* peau rouge violacée, couverte en partie de croûtes; sur la face interne du tibia existe encore la trace de l'ulcération consécutive au traumatisme. — Même état, moins prononcé, à la partie inférieure de la jambe gauche, avec un peu de piqueté ecchymotique. Le 5 juillet, le malade a eu à la face et au cou une poussée d'eczéma impétigineux.

Observation XXXII (Résumé) Barbe

Reb... (Emilie), 34 ans, cuisinière, entrée le 10 janvier 1883, salle Saint-Foy, n° 11.

Impétigo de la face jusqu'à 10 ans. Varices depuis 7 ans (1re couche), ulcère depuis trois mois. Trois ulcères entourés de nombreuses croûtes à droite. Plaque d'eczéma variqueux au-dessous du mollet à droite. Teinte ecchymotique à la face interne de la jambe gauche; quelques taches de purpura.

Observation XXXIII (Personnelle)

Eczéma ; maximum et plus rebelle aux jambes, qui sont variqueuses.

Trib... Louise, 60 ans, blanchisseuse, entrée le 12 novembre 1884, salle Lugol, n° 26.

Père mort à 70 ans, d'un chancre à la lèvre, fumait beaucoup le brûle-gueule. — Mère morte à 70 ans, de vieillesse. Six sœurs et un frère. — Trois sœurs et le frère vivants. — Les trois autres mortes, une de congestion au cerveau, la deuxième en couches et l'autre d'apoplexie. Les parents n'avaient pas de varices.

Pas d'antécédents strumeux ; scarlatine vers trois ans ; rougeole à 7 ou 8 ans. Jusqu'à l'âge de vingt-six ans s'est bien portée. Réglée à 17 ans, régulièrement. 14 enfants dont 4 vivants, les autres morts tout jeunes, d'inanition, paraît-il, la mère n'ayant pas de lait. Ménopause à 44 ans sans accident.

Dès son premier accouchement, varices, aux deux cuisses. Etant presque toujours en état de grossesse, n'a pas remarqué que ses varices disparussent ; cependant dit qu'elles étaient bien moins grosses après ses couches.

Depuis les varices, fréquemment crampes dans les jambes, pas de fourmillements. Le soir œdème surtout malléolaire, quand elle avait fortement travaillé. Trois érysipèles depuis quatre ans. — Il y a vingt ans que l'affection actuelle a débuté. D'abord vives démangeaisons ; peau œdématiée, très rouge, puis ulcération à la malléole interne de la jambe droite. A fait des applications de pommade au goudron, n'est jamais allée à l'hôpital. Se guérissait par le repos. Il y a 4 ans, soignée à Saint-Antoine, par M. Mesnet (cataplasmes de fécule et cautérisation au nitrate d'argent) ; restée trois semaines, sortie cicatrisée. Depuis n'a presque rien fait bien que deux mois après l'ulcère se fût rouvert.

Il y a quatre ans, pour la première fois, poussée d'eczéma à peu près généralisé (Cuisses, ventre, membres supérieurs, face). Depuis, série de poussées aux lèvres et au menton. En a constamment aux jambes.

Actuellement. — Varices peu volumineuses. Veinosités violacées abondantes. Eczéma intense, assez suintant aux deux jambes qui sont envahies en presque totalité, rouge, squameux. Rien aux pieds. La sueur perle à la face dorsale du pied dès qu'on découvre la malade. Prurit intense. Tache pigmentaire à contours sinueux à la base des 2e, 3e et 4e orteils droits. Ongles des gros orteils jaunes, secs, cannelés, décollés latéralement. Eczéma aux fesses. Quelques vésicules aux bras. Poussée notable à la face, autour de la bouche. Un peu dans le cuir chevelu.

20 novembre. — Cataplasmes (pommade à l'oxyde de zinc à 1/5).

Le 27. — Acide à la face.

29 janvier. — Sortie, améliorée.

OBSERVATION XXXIV (THIBIERGE)

Eczéma en placards, disséminé. — Plus suintant au mollet droit, qui e
variqueux.

Desbor...., 39 ans, maçon, entré le 18 septembre 1882, salle Saint-Léon, n° 1, service de M. Besnier.

Il y a trois ans, étant à Orléans, fièvres tierces pendant deux mois. — Jamais de douleurs articulaires. — Il y a trois mois, lésions cutanées pour la première fois au poignet gauche. — Il y a un mois environ, envahissement de l'avant-bras droit et du mollet droit (depuis une huitaine de jours, cataplasmes tantôt de fécule, tantôt de farine de lin).

Etat actuel. — Sur la partie supérieure et interne du dos de la main gauche, large plaque violacée, avec quelques squames blanches, surtout au centre. — Sur les avant-bras, à la partie inférieure de leur bord·interne, placards violacés pâles, avec quelques points larges comme une tête d'épingle et suintants. Une plaque semblable, mais sèche, à la partie inférieure de la face antérieure du poignet gauche. Sur les deux avant-bras et les plis des coudes, papules grosses comme une tête d'épingle de coloration rosée, disparaissant par la pression ; à leur sommet, soit une petite vésicule, soit une croûtelle sanguine. Ces éléments papulo-vésiculeux sont isolés, plus nombreux à la face interne qu'à la face externe. A la face interne du bras gauche, large placard rouge, sans suintement, ni vésicules. A la face interne du mollet droit, large placard rouge légèrement violacé, suintant par places et présentant 4 ou 5 saillies, larges comme une lentille, de coloration bleuâtre et 2 ulcérations superficielles de même dimension, à fond rouge parsemé de jaune. Varices du membre inférieur droit. Démangeaison assez intense la nuit (cataplasmes de fécule, puis enveloppement de caoutchouc).

9 octobre. — Exeat sur sa demande, presque complètement guéri.

OBSERVATION XXXV (HERVOUET)

Eczéma suintant des jambes. — Varices. — Eczéma des bras.

Vuch... (Louis), 68 ans, tailleur, entré le 21 juin 1876, salle Saint-Mathieu, n° 27.

A déjà eu la même éruption il y a 30 ans. Récidive il y a environ 4 semaines sans cause appréciable. Vaste poussée d'eczéma très rouge et très suintant, sur la totalité du membre inférieur gauche et une grande partie de la jambe droite. Il y a en même temps une sorte d'épaississement et d'œdème de la peau. *Quelques croûtes avec démangeaisons vives sur les bras.* Etat variqueux très prononcé, surtout de la peau des pieds où il y a un lacis veineux très développé, mais assez fin. Pas d'habitudes alcooliques (caoutchouc, puis huile de cade coupée à moitié puis poudre d'amidon).

Exeat *le 23 août.* Les jambes sont guéries.

OBSERVATION XXXVI (MOUTARD-MARTIN)

Eczéma suintant des jambes qui sont variqueuses. Eczéma sec de la face.
Accidents vénériens anciens probablement non syphilitiques.

Telli... (Valery), menuisier, 36 ans, entré le 24 février 1875, salle Saint-Mathieu, n° 65.

Mère bien portante. Père mort à 65 ans. Deux sœurs bien portantes ; une mariée n'a jamais été réglée, une seule époque à 13 ans. Pas de traces de scrofules infantiles. — Une chaudepisse à 17 ans, un chancre soigné au Midi, bubons. Marié, 5 enfants bien portants

2 morts. Rhumatisme en 1859. Il y a 5 ou 6 ans, eczéma à la jambe droite. Il y a trois ou quatre ans, séjour à Lariboisière pour fièvre intermittente. Eczéma depuis 6 mois à la jambe gauche. Depuis deux mois la face s'est prise.

Etat actuel. — Eczéma au niveau de la jambe droite. Large plaque eczémateuse avec ulcère et suintement à la jambe gauche. Varices volumineuses. Quelques vésicules à la face interne des deux cuisses. A la face (front et joues), peau épaissie, chagrinée, avec des vésicules affaissées, pas de suintement. Au scrotum, démangeaisons vives, quelques vésicules affaissées. A la verge, frein détruit par un chancre soigné trois mois et demi au Midi. A l'aine droite, cicatrices des incisions des bubons. A gauche, ganglions excessivement gros et indurés. A fait au Midi un séjour de trois mois et demi, aucun accident depuis, ni tache, ni chute de cheveux, ni maux de tête, ni maux de gorge.

Sorti le 13 mars, amélioré.

OBSERVATION XXXVII (HARTMANN-BROCA)

Eczéma variqueux suintant et à bords nets, s'étendant jusque sur le dos du pied. — Poussée d'eczéma disséminé.

Soup... (Jean-Baptiste), ébéniste, âgé de 40 ans, entré le 29 octobre 1884, salle Bazin, n° 46.

Père mort d'un coup de pied de cheval. Mère morte à 63 ans, d'un asthme : n'avait pas de varices. Ignore si son père en avait. Quatre frères et sœurs sans éruption, sans rhumatismes.

Pas de gourmes dans l'enfance. Travaille constamment debout. Pas d'antécédents rhumatismaux. Pas de traces de syphilis appréciable. Marié depuis neuf ans, pas d'enfants. S'est aperçu il y a à peu près dix ans, qu'il avait des varices à la jambe droite (Auparavant, crampes dans cette jambe, douleurs vagues au genou, fourmillements qui persistent encore). Les varices ont débuté au tiers moyen de la face interne de la jambe ; ont augmenté peu à peu ; le soir, quand il avait beaucoup travaillé, la jambe enflait; surtout au niveau des malléoles. Resté 8 ans sans se soigner. Il y a deux ans une varice a crevé à la face interne et à la partie moyenne de la jambe donnant lieu à une hémorrhagie peu abondante. N'a fait que quelques applications de compresses. Ce n'est qu'au bout de deux mois, en voyant une éruption envahir les parties voisines de la varice crevée, que le malade est allé à l'Hôtel-Dieu (Applications de bandelettes). Quelque temps après est allé à Saint-Antoine, puis chez divers pharmaciens. Applications successives de diverses pommades de nature inconnue. Le malade continant son travail, son éruption n'a fait qu'augmenter d'une façon progressive et a acquis environ deux fois le diamètre d'une pièce de 5 fr.

Venu à la consultation à Saint-Louis, il y a 5 mois environ; entré dans le service de M. Guibout, soigné pour un eczéma variqueux séjour de 3 semaines, sorti non guéri. Revenu 3 jours après à la consultation et entré dans le service de M. Lailler. Resté 8 jours.

21 mai. — Eruption irrégulièrement disséminée sur le tronc surtout abondante au niveau de la ceinture, de l'omoplate gauche. Très peu de chose à la partie antérieure. Sur les membres supérieurs, éruption beaucoup plus abondante ; siège à la région postérieure et externe. Formé de petites saillies de la grandeur d'une tête d'épingle, rosées, en général recouvertes à leur sommet d'une petite vésicule desséchée ; se réunissent pour former de petites plaques arrondies, rosées, grenues, un peu squameuses avec suintement concrété en croûtelles minces et jaunâtres. En quelques points, plaques assez étendues avec suintement concrété et fissures. Au niveau de l'avant-bras droit on trouve même une large surface exulcérée, suintante, quelques traces de grattage.

Eruption analogue mais beaucoup moins abondante disséminée sur les membres inférieurs (4e degré. — Bain. — Cataplasmes).

A droite dilatation variqueuse de la saphène jusqu'à la partie supérieure de la cuisse. Varicosités du pied. Toute la jambe de ce côté est violacée, rouge, squameuse, avec quelques croûtelles jaunâtres et des fissures suintantes. A la partie externe du dos du pied plaque (pièce de 5 francs), arrondie, suintante. Cette plaque, de même que

la large plaque qui couvre la jambe et qui a des contours circinés,
est assez bien limitée. Démangeaisons très vives la nuit. Rien à la
face, ni dans le cuir chevelu. Excès alcooliques.

27 mai. — Exeat. — Entretient son éruption qui a beaucoup augmenté.

Depuis cette époque est revenu quelquefois à la consultation où on
lui a ordonné de la pommade à l'oxyde de zinc. Travaillant constamment debout, son eczéma ne s'est jamais entièrement guéri.

Actuellement. — La peau sur toute la jambe est brunâtre, ridée, recouverte de squames furfuracées, sèche, mamelonnée ; l'épiderme
par places est luisant, œdème notable au niveau des régions malléolaires ; vers la partie inférieure de la jambe, une éruption enveloppe
toute la région malléolaire externe et se continue sur une grande
partie de la région dorsale du pied. Constituée surtout au niveau de
la malléole par des croûtes jaunes, sèches, rugueuses, suintantes,
donnant issue à un liquide fétide, sanieux. Ailleurs, peau d'un rouge
foncé, brunâtre par places, suintante, à liquide rosé, exulcérée, fissurée. Cette plaque dorso-malléolaire est limitée par des bords absolument nets. Ongles déformés, surtout celui du gros orteil qui est
cannelé, stratifié, friable, cassant, épaissi, facile à décoller en masse.
Déjà cet ongle est tombé plusieurs fois de lui-même. Ne sue pas des
pieds. Sensibilité à l'épingle et à la température normales. La jambe
gauche a été fracturée et est actuellement le siège de quelques varicosités.

12 novembre. — Exeat.

Observation XXXVIII (Personnelle)

Eczéma généralisé il y a 3 ans. Eczéma à larges squames aux jambes qui
sont variqueuses, avec ulcère. Eczéma de la face.

Cul..., Antoinette, 40 ans, blanchisseuse, entrée le 1er octobre 1884,
salle Lugol, n° 10.

Père mort de pneumonie. Mère avait des plaies à la jambe gauche

B.   10

et beaucoup de varices ; était également blanchisseuse. Pas de gourmes dans l'enfance. Réglée à 14 ans, toujours régulièrement. Pas
alcoolique. A eu 8 enfants ; le premier à 19 ans, le dernier il y a 6 ans.
Une fausse couche à 28 ans. Six enfants morts en bas âge. Ses enfants
ont eu beaucoup de gourmes. Il y a 3 ans, douleurs assez vives dans
les genoux ; soignée à l'hôpital Cochin (badigeonnages de teinture
d'iode). Peu de temps après, éruption généralisée, très croûteuse,
traitée comme eczéma ; a duré deux bons mois ; très bien guérie.
Il n'en est rien resté. Nie toute autre éruption ; mais a eu, étant jeune,
de nombreux maux de tête et en même temps des maux de gorge.
Varices depuis son premier enfant n'ont jamais disparu depuis ; ont
augmenté peu à peu, surtout à gauche. Sujette aux crampes dans les
mollets. Pas de fourmillements. Il y a deux mois, nouvelle éruption aux
jambes ; n'a jamais suinté plus qu'aujourd'hui. Vives démangeaisons,
surtout quand la malade est couchée. Début à droite par la malléole
interne, à gauche sur le côté externe du petit orteil. Extension graduelle. Depuis environ un mois, état stationnaire.

Actuellement : Lésions plus étendues à droite qu'à gauche. A droite
occupent tout le dos du pied, jusqu'à la racine des orteils et toute la
jambe jusqu'à environ 4 travers de doigt au-dessous de la pointe de
la rotule ; limitée par un bord net.

A gauche, à part une plaque sur la première phalange du gros
orteil, le dos du pied est indemne sur la région métatarsienne. L'é-
ruption remonte moins haut qu'à droite, et se limite par un bord
assez irrégulier d'où se détachent des prolongements entourant des
îlots de peau saine. La peau est rouge, brunâtre, ridée, recouverte de
squames croûteuses molles, foliacées. Par places, quelques exulcérations ; fissures nombreuses ; suintement modéré ; démangeaison vive.

A droite, une seule plaque uniforme, mais à gauche, au-dessus du
bord qui limite la plaque, quelques boutons disséminés, rouges, arrondis, à sommet gratté, recouverts d'une croûtelle sanguinolente.
A la partie moyenne de la face interne de la jambe gauche, ulcération ronde, grande comme une pièce de 2 francs, un peu bourgeonnante. Au niveau de l'éruption, sensibilité à l'épingle exagérée,
sensibilité à la température conservée, mais diminuée. La face dor-

sale des orteils a une teinte violacée ; à gauche, sur la partie libre d'éruption, teintes violacée, réticulées. A la jambe et à la cuisse dilatations bleuâtres superficielles, de consistance molle, très marquées à gauche à la face interne du genou, et à droite, au tiers inférieur de la face interne de la cuisse. En outre, aux deux cuisses, réseau de veines larges, bleues, non saillantes. A gauche, au niveau du condyle interne, sur le trajet d'une veine flexueuse, dilatation ampullaire, grosse comme une petite noisette. On la déprime avec le doigt, dont la pulpe sent alors une dépression circulaire. Tension quand la malade est debout. Le soir, œdème des pieds et des jambes. Quelques boutons d'eczéma sec sur les fesses. Sous l'aisselle droite, plusieurs petites plaques rouges, un peu croûteuses, très prurigineuses. A la face, par places, un peu de desquamation furfuracée et sur la joue droite, une plaque irrégulièrement arrondie et saillante, rouge, prurigineuse avec squames furfuracées.

Ganglion à la face antérieure du poignet gauche (grand bain, cataplasmes de fécule).

11 octobre. — Bandelettes sur l'ulcère.

Le 12. — (Acide acétique à 6°).

Le 13. — N'a plus de démangeaisons.

Le 20. — L'ulcération bourgeonne, mais ne se rétrécit pas (bandelettes à gauche. Poudre de talc à droite).

Le 30. — A la jambe droite peau souple, seulement épiderme ridé. Ulcération d'un brun violacé.

7 novembre. — L'éruption faciale augmente (acide).

Le 18. — Nouvelle inflammation de [la peau probablement sous l'influence du diachylon. Nouvelle poussée d'eczéma au menton et à la joue gauche (cataplasme de fécule).

Le 20. — (Pansement de jambe avec teinture d'aloès).

3 décembre. — *Exeat* sur sa demande. Pas entièrement cicatrisée ; ulcération grande comme une pièce de 50 centimes, très bourgeonnante. Peau des jambes violacée et squameuse.

Observation XXXIX (Personnelle)

Eczéma chronique des avant-bras, à larges squames aux jambes qui sont variqueuses.

Com..., Victoire, blanchisseuse, 68 ans, entrée le 9 juillet 1884, salle Lugol, n⁰ 18.

Petite vieille, sèche, de bon aspect, sans gérontoxon, à cheveux cendrés assez abondants et n'ayant nullement blanchi. Nie tout alcoolisme. Réglée à 13 ans, régulièrement jusqu'à 52 ans. Mariée à 23 ans ; 13 enfants ; 3 seulement vivants ; 10 morts, en général dans la première année. N'a jamais eu de maladie de peau antérieure. Très bonne santé habituelle. Pas de rhumatisme ni pour elle, ni dans sa famille. N'avait absolument rien en avril 1883, sauf des varices à la jambe droite (en avait déjà un peu avant sa première grossesse ; très nettes depuis). Début de l'éruption à la jambe droite. Petites rougeurs, agrandies peu à peu, au côté postéro-externe au mollet. Pendant longtemps restent bien localisées à cette jambe. A la fin de l'année, avant-bras, puis jambe gauche. C'est 3 à 4 mois après le début que les squames ont débuté aux jambes.

Actuellement : Aux membres supérieurs lésions à peu près symétriques, mains absolument saines. L'éruption commence un peu au-dessus des poignets ; remonte à 3 travers de doigt au-dessus de l'olécrâne ; notablement plus marquée à la face dorsale qu'à la face antérieure. Plaques rouges, sèches, rugueuses, avec squames furfuracées ; au tiers supérieur des avant-bras, croûtes jaunâtres assez épaisses. Démangeaisons de même à la région épigastrique. Rien à la tête, au cou, au dos.

Membres inférieurs : Lésions d'un caractère bien différent. Aux deux jambes, éruption semblable, mais beaucoup plus prononcée à droite, où sont des varices appréciables. Nettement limitée en bas par le plan horizontal passant par la malléole, en haut par une ligne passant en avant sous la rotule et remontant dans le creux poplité. Peau rugueuse, chagrinée, sèche, de coloration rose un peu violacée dans le bas, fendillée, couverte de squames larges à moitié détachés, analogues à du collodion, peu adhérentes. Un peu de suintement. Plaques semblables à celles de la jambe à la cuisse gauche, face antéro-externe, et à la région inguinale droite. Plaques croûteuses à la fesse et à la hanche gauche (grand bain, cataplasmes. Un verre d'eau de Sedlitz).

26 juillet. — (J. d., poudre de talc ; j.g. cataplasmes, eau glycérinée aux bras).

2 août. — Les bras vont très bien. Peau lisse et douce, peu rouge. La j. droite a une peau souple, mais encore assez rouge. À gauche toujours état squameux (eau glycérinée aux bras et à j. g.).

Le 11. — Jambe gauche très bien. Jambe droite, même état (eau glycérinée partout).

Le 12. — Toutes les croûtes sont tombées à droite. Peau assez souple, lisse et douce.

Le 27. — Très améliorée, la peau est devenue à peu près normale aux membres supérieurs. Aux membres inférieurs, la peau est un peu plus brunâtre et se recouvre une desquamation un peu furfuracée. *Exeat.*

OBSERVATION XL (HARTMANN)

Eczéma variqueux.

Lang..., 57 ans, blanchisseuse, entre le 14 mai 1884, salle Lugol, n° 15.

Parents et grands parents morts octogénaires. Jamais de maladies graves, ni de douleurs articulaires. Réglée à 14 ans ; règles régulières, 4 enfants, tous bien portants. Pas d'autres grossesses. Ménopause, il y a 6 ans. Il y a 12 ans environ, aurait eu au niveau du cou-de-pied droit une éruption de peu d'importance, sujette à récidives, mais n'ayant jamais pris une grande extension. Il y a 9 mois environ, l'éruption s'est un peu étendue ; la malade aurait eu un eczéma du bas de la jambe.

En janvier 1884, extension de l'éruption à toute la jambe sous forme de rougeur vive, chaleur, fièvre (érysipèle ?). Depuis ce moment l'éruption localisée au tiers inférieur de la jambe, est restée plus intense qu'autrefois et la malade a été gênée pour marcher.

14 mars. — Le 1/3 inférieur de la région externe de la jambe droite et la plus grande partie du dos du pied jusque vers le milieu de la face dorsale en dedans et jusqu'à l'union de la peau dure plantaire et de la peau dorsale au niveau du bord externe sont occupés par une éruption caractérisée par une pigmentation exagérée avec rougeurs, squames assez larges un peu jaunâtres et quelques points exulcérés, suintants. A l'union de la peau de la plante avec celle du dos elle est nettement limitée ; sur le reste de son étendue les limites sont indécises et l'éruption se fond en une série de petits points rouges légèrement suintants. OEdème de la partie interne de la jambe, varices et varicosités des deux jambes.

Alopécie presque complète de tout le dessus de la tête (datant d'il y a environ 10 ans ; tous les cheveux sont tombés à la suite d'une couche). Peau sèche, rèche. Quelques rares cheveux courts, frisés, secs, grisonnants. Quelques squames jaunâtres épidermiques. Rien sur le reste du corps (cataplasmes. Bains d'amidon).

Le 25. — (Eau glycérinée).

5 juin. — (Huile de cade coupée).

Le 10. — Exeat, améliorée.

Observation XLI (Personnelle)

But... Victoire, journalière, 62 ans, entrée le 2 juillet 1884, salle Lugol, n° 5.

Père mort à 84 ans. Pas de rhumatisme. Mère morte hémiplégique. Réglée à 17 ans. Toujours régulièrement. Ménopause il y a 6 ou 7 ans ; sans accident. Deux enfants bien portants. Bronchite il y a 2 ans ; depuis, tousse assez facilement. Erysipèle de la face il y a une quinzaine d'années. Varices aux jambes depuis 30 ans (dernière couche). Depuis, les jambes enflent facilement ; jamais d'autre éruption que l'actuelle. Celle-ci remonte à 6 mois.

A cette époque, logement humide ; la malade se mettait aux pieds, dans son lit, des briques chaudes. La peau plantaire a commencé à desquamer, à se fendiller (d'abord, seulement onctions d'huile d'amandes douces, bains simples). Il y a un mois va consulter à la Charité (cataplasmes, et bains d'amidon). Il y a 8 jours cesse le traitement. A ce moment, la plante des pieds était bien nette, mais les accidents ont recommencé immédiatement et la malade vient à Saint-Louis.

Actuellement. — Varices volumineuses, surtout à gauche. Pas d'œdème ; peau souple ; poils normaux ; pas de pigmentation.

Les deux plantes des poils sont envahies dans leurs deux tiers postérieurs. Epiderme épais, croûteux, jaunâtre ; squames cassantes que l'on détache facilement avec l'ongle. Par places sillons profonds à fond rouge, exulcéré ; siègent surtout au pied gauche à la limite antérieure de l'éruption ; des deux côtés, en arrière, suivant une ligne transversale, située à 6 centim. environ en avant du sommet du talon. Sous les squames, peau sèche, rugueuse, fendillée, atteinte d'une desquamation furfuracée. En dedans et en arrière, la plaque remonte un peu moins haut qu'en dehors, où elle n'atteint pas le niveau de la malléole externe. Au pied droit desquamations épidermiques à la face plantaire des orteils.

A la jambe droite, en avant, écailles furfuracées remontant jusqu'à la partie moyenne ; en arrière et en dehors plaque rougeâtre, où la peau est lisse. A la jambe gauche, écailles furfuracées au niveau du gras du mollet. Quelques petits boutons disséminés sur les deux jambes. Ecailles furfuracées sur les fesses, surtout à droite. Rien sur le reste du corps. Rien au cœur, rien aux poumons (sandales de caoutchouc, 1 grand bain).

17 septembre. — L'amélioration est un peu stationnaire depuis quelques jours. La malade ne marche pas (vaseline au pied droit. Eau glycérinée à l'autre).

Le 25. — Le pied gauche va mieux (glycérine des deux côtés).

Le 30. — Les deux plantes des pieds sont souples, à peu près complètement lisses.

4 octobre. — Encore une petite fissure à droite, démangeaison.

Le 12. — Depuis deux jours, une petite fissure sous chaque plante.

Le 18. — Exeat. Presque guérie. Les plantes des pieds sont souples, mais il y a encore une petite fissure superficielle à la plante du pied gauche.

OBSERVATION XLII (PERSONNELLE)

Eczéma variqueux. Exulcérations en arabesques. Début d'induration et de pigmentation.

Merc...., Louis, 53 ans, marchand d'habits, entré le 24 septembre 1884, salle Bazin, n° 33.

Père et mère morts d'une attaque d'apoplexie. Bonne santé depuis son enfance. Pas d'antécédents rhumatismaux. Deux chaude-pisses. Aucun commémoratif syphilitique.

Il y a environ 4 ans, première manifestation de l'affection à la jambe droite. Début par de vives démangeaisons ; grattage, lésions de grattage : application de pommade au goudron et de plusieurs autres pommades ; pas de guérison, mais cessation des démangeaisons. Au bout de 2 ans, vient à la consultation à Saint-Louis et entre dans le service de M. Lailler : soigné par cataplasmes de fécule et compresses d'alcool glycériné et eau glycérinée. 6 semaines de séjour à l'hôpital. Sorti à peu près guéri, la peau restait lisse et légèrement rouge. Est resté 18 mois sans rien ressentir à part quelques vives démangeaisons, surtout quand il avait fatigué. Au mois d'avril, vives douleurs au niveau des places actuellement malades, prurit très vif, cuisson (cataplasmes d'amidon, poudre d'amidon, glycérine). Le malade marchant toute la journée, le traitement n'agissait pas. Depuis cette époque, aggravation. Ne sait pas depuis quand il a ses varices, c'est M. Lailler qui lui a appris qu'il en avait. Pas de crampes, pas de fourmillements.

Actuellement. — Sur la moitié inférieure de la *jambe droite*, sur tout son pourtour, peau œdématiée, indurée, impossible à plisser ; violacée, par places squames épidermiques ; ailleurs croûtes jaunes ; par places fissurée et exulcérée et sur la face postéro-externe, exulcérations sinueuses à fond recouvert d'un enduit grisâtre, formant des arabesques irrégulières; sur les limites, le violet tire progressivement au brun et au-dessus quelques taches brunes sont irrégulièrement disposées. *Jambe gauche*, même aspect de la peau, mais sans œdème; on peut encore la plisser et les lésions ne remontent guère au-dessus du tiers inférieur. A la face externe, ulcération elliptique assez régulière, à grand axe vertical, à bord turgescent, à fond grisâtre nullement bourgeonnant. A commencé par un petit bouton que le malade a écorché.

Système pileux peu abondant; à peu près nul dans les régions malades. Sensibilité à l'épingle conservée en partie, mais dans toute la zone violacée, le contact de la pointe n'est pas senti et il faut qu'on l'enfonce de 2 à 3 millimètres pour que le malade éprouve de la douleur. La sensibilité au froid (verre) est nulle à droite, à peu près nulle à gauche. La sensibilité au chaud est conservée, mais diminuée notablement. L'ongle du gros orteil jaune, bombé, stratifié, présentant des stries transversales; en le soulevant par son bord libre, on le décolle presqu'entièrement et on tombe sur un derme sous-unguéal sec, cannelé, recouvert de masses cornées fort adhérentes. Tous les ongles présentent, à un moindre degré, cet épaississement des couches profondes.

29 septembre. — Va bien. Les exulcérations de la jambe droite sont cicatrisées. L'ulcère de la jambe gauche commence à se cicatriser. Fond bourgeonnant, bords de niveau et présentant une pellicule épidermique.

28 octobre. — Entièrement cicatrisé ni exulcération, ni suintement Peau violacée, lisse.

Le 31. — La face interne de la jambe droite, surtout au niveau de la malléole, redevient rugueuse, squameuse, un peu fissurée (cataplasmes).

5 novembre. — Plus de suintement. Cicatrisation complète. A la jambe gauche la peau violacée et un peu squameuse est assez mince et souple. A droite elle est violette, épaisse, infiltrée, indurée, squameuse en dedans et lisse et luisante en dehors.

OBSERVATION XLIII (PERSONNELLE)

Dermite hypertrophique consécutive à un eczéma variqueux.

Caut... (Marcelin), 80 ans, sans profession, entré le 8 octobre 1885, salle Bazin, nº 28.

S'est toujonrs bien porté étant jeune.

Pas d'antécédents rhumatismaux. Quelques blennorrhagies. Pas de traces de syphilis appréciable. N'a jamais fait, dit-il, que quelques excès alcooliques, très espacés. Varices depuis environ vingt ans, pas de crampes dans les jambes ; de temps en temps quelques fourmillements. En 1848, première atteinte d'eczéma à la jambe gauche. A cette époque, grands revers de fortune. Soigné à l'hôpital de Besançon (traitement ?). Sorti au bout de six mois à peu près guéri. Au bout d'un an, nouvelle atteinte à Paris, venu à l'hôpital Saint-Louis en 1850 ; séjour d'un mois ; sorti amélioré. Trois ans après, en 1853, nouveau séjour à Saint-Louis (service de Bazin), pour eczéma de la jambe gauche (cataplasmes de fécule), resté un mois. En 1855, nouveau séjour d'un mois. Depuis cette époque venu à l'hôpital Saint-Louis tous les 2 ou 3 ans ; toujours traité par bains d'amidon, cataplasmes de fécule et caoutchouc. Son dernier séjour à l'hôpital remonte à un an, chez M. Ollivier. Depuis cette époque n'a pu se guérir. Misère complète. Dit n'avoir pas le soir de gonflement des jambes.

Actuellement. — Au niveau de la jambe gauche, peau dure, rouge, épaisse, impossible à plisser, mamelonnée, par places blanche et cicatricielle ; sur le dos du pied elle est plus souple et on peut déterminer la dépression de l'œdème ; par places exulcérations et fissures suintantes ; la lésion s'arrête nettement au cou-de-pied d'une part, d'autre part au-dessous de la tubérosité antérieure au tibia ; mais elle se prolonge plus haut, en arrière, sous la forme d'une légère pigmentation. La saphène interne, à la cuisse, se sent sous forme de cordon, gros comme un crayon. Sensibilité à la température annihilée ; sensiblité à l'épingle émoussée.

A. droite. — OEdème du membre, pas de varices serpentines appréciables, mais multitude de veinosités violacées. Sensibilité à l'épingle partout normale; sensibilité au froid assez bien conservée; au chaud (cuiller) elle est à peu près partout indifférente. Un peu d'eczéma sec entre le pouce et l'index de la main droite. Rien sur le reste du corps. Tibia droit, manifestement bosselé; crête inégale. Au tiers inférieur de la jambe, cicatrices superficielles attribuées à des traumatismes, quelques taches pigmentaires sur la jambe. Ongles jaunes, secs, cassants, un peu cannelés. Rien au cœur (cataplasmes).

11 octobre. — Constipation (eau-de-vie allemande, 10 grammes).

Le 22. — *Exeat.* — N'a plus ni suintement, ni exulcération, ni squames. Peau partout lisse, épaissie, indurée, violacée, un peu cicatricielle.

Observation XLIV (Personnelle)

Ulcère variqueux entouré d'eczéma. Pas d'irritation par les bandelettes.
Tendance à la dégénérescence papillomateuse.

Grang... (Auguste), 57 ans, boucher, entré le 15 octobre 1884, salle Bazin, n° 43.

Pas de gourmes dans l'enfance. Aucun commémoratif syphilitique. Pas d'antécédents rhumatismaux. A eu, paraît-il, beaucoup de maux d'yeux étant jeune. Boit 3 litres de vin par jour (2 litres entre les repas); ni liqueurs, ni absinthe. De tout temps a travaillé debout et portant de lourdes charges. Depuis vingt ans, il a le soir les malléoles un peu enflées. En 1872, a remarqué que la jambe droite enflait, la peau en même temps prenait une teinte violacée. A cette époque a eu de grands fourmillements dans les jambes et des crampes très douloureuses dans les mollets. Il a vu ses varices 5 à 6 ans après. L'affection a augmenté peu à peu. A déjà eu l'année dernière un ulcère de jambe. Soigné dans le service de M. Fournier, par cataplasmes et caoutchouc. Cicatrisé en un mois. La peau est toujours restée dans l'état où elle est maintenant. Il y a environ un mois l'ulcération a recommencé, à la partie inférieure de l'ulcération actuelle. Le malade n'a constaté à ce niveau l'existence d'aucun bouton, d'aucun coup. Extension graduelle.

Actuellement.—Sur les trois quarts inférieurs de la jambe, peau altérée : A la partie moyenne, elle est épaissie, mamelonnée, infiltrée, indurée, en partie cicatricielle, à épiderme ramolli et desquamant (cataplasmes). Vers la partie supérieure, l'épaississement disparaît graduellement et la couleur, du brun violacé, passe progressivement au brun clair, puis à la peau normale. Vers la partie inférieure, la peau devient sèche, rude et squameuse. La limite inférieure est en avant à peu près à l'interligne de Chopart, latéralement et en arrière à la ligne horizontale de la plante du pied. A quatre travers de doigt au-dessus de la malléole externe, ulcération à peu près rectangulaire, à bords un peu sinueux, longue de 5 travers de doigt, large de 2. Le fond est rouge, saignant, non bourgeonnant, les bords taillés à pic en grande partie. Dans toute l'étendue des parties malades, la sensibilité à l'épingle est réduite à la sensation de contact. Le chaud est indifférent. Le froid est constamment perçu chaud. Sensibilité normale sur le dos des pieds.

A gauche. — A la partie moyenne de la jambe, tout autour d'elle, peau d'une coloration brune un peu violacée, à épiderme un peu lisse et luisant. Cette région a des contours mal délimités et la pigmentation descend d'une façon irrégulière sur les deux régions malléolaires. Dans toute cette zone, les divers modes de sensibilité sont conservés mais diminués, toutefois, quand on fait trop rapidement varier à la même place les impressions successives de froid et de chaud, le malade est sujet à des erreurs. Des deux côtés, à droite surtout, il y a des varicosités superficielles d'un bleu violacé, réticulé, surtout sur les parties latérales des pieds et sur le côté interne des genoux. Pas de grosses varices serpentines. Le malade raconte qu'autrefois il suait beaucoup des pieds et qu'il sue moins maintenant. Crampes dans les jambes. Des deux côtés, ongles du gros et surtout du second orteil, bossués, cannelés, rugueux, à couche inférieure molle et épaissie (grand bain. — Cataplasmes).

16 octobre. — Ulcère sec. Croûte rougeâtre.

Le 18. — A la partie inféro-interne, très nombreuses petites saillies papillomateuses. Le cataplasme a produit un peu de suintement.

Le 20. — Acide sur les parties papillomateuses.

Le 28. — (Bandelettes).

Le 21 novembre. — Amélioration notable. (Acide pyroligneux).

Le 2 décembre. — (Cataplasmes).

Le 28. — Entièrement cicatrisé, n'est plus papillomateux.

Le 7 janvier 1885. — Sorti guéri.

OBSERVATION XLV (HARTMANN)

*Eczéma variqueux avec ulcère et état papillomateux. Eczéma chronique
disséminé.*

Thier..., 53 ans, cultivateur, entre le 25 juin 1884, salle Bazin, n° 22.

Père mort à 68 ans (?), a 58 ans environ, aurait eu une éruption. Mère morte d'apoplexie, 4 frères ou sœurs, tous bien portants, sans éruption ni douleur. Une sœur morte (?). Fièvre cérébrale à 7 ans. Pas d'autre maladie sérieuse. Bonne santé habituelle.

Il y a 29 ans, pour la première fois, apparition d'une éruption disséminée ayant duré environ 6 semaines, traitée salle Saint-Charles, à Saint-Louis. 2e éruption en 1872, traitée salle Saint-Mathieu, 15 jours ; ayant continué ensuite pendant 4 mois. Repris vers la fin de février 1884, sur les membres inférieurs, puis sur les supérieurs. L'éruption est devenue plus intense, il y a 15 jours (Bains d'amidon).

25 juin. — Eruption disséminée, surtout marquée sur les membres et les parties latérales du tronc, affectant d'une façon générale une certaine tendance à la symétrie.

Aux membres supérieurs, intense au niveau de la face postéro-externe des avant-bras : large placard rouge assez irrégulièrement circiné, mais mal limité, recouvert de croûtes jaunâtres peu épaisses avec quelques fissures suintantes. Sur le reste du membre, l'éruption est formée d'une quantité de petites saillies (grain de mil), rouges, à sommet recouvert d'une petite croûte ou d'un reste de vésicule, se réunissant quelquefois pour constituer de petites plaques irrégulières un peu sèches.

Sur le tronc, un placard assez grand au-dessous du sein gauche. Quelques groupes éruptifs sur les parties latérales.

Sur les membres inférieurs. — L'éruption est plus intense, surtout au niveau des jambes qui sont variqueuses, et recouvertes dans presque toute leur étendue d'un large placard rouge squameux par places, croûteux en d'autres, avec quelques fissures suintantes. A gauche, placard sur le dos du pied. A la partie interne, ulcération datant de 1 mois à 5 semaines environ, plus grande qu'une pièce de 5 francs, de forme irrégulière, à fond plat, non bourgeonnant, grisâtre, à bords assez nettement taillés, un peu surélevés.

La jambe gauche est notablement tuméfiée. Vives démangeaisons. L'ongle du gros orteil gauche est déformé; épais et un peu rugueux dans ses 2/3 antérieurs, il se trouve, dans la partie la plus proche de la matrice, aminci, grisâtre, comme poreux (le malade dit que cela remonterait à 6 mois et daterait d'un choc du pied contre le soulier. Quelque temps après, l'ongle noircit, et depuis 2 mois, il remarque qu'il n'a pas le même aspect au niveau de sa matrice que dans les parties saines (Bains 4e degré. Cataplasmes).

Le 28. — Eruption sur les avant-bras, se présente sous l'aspect de plaques rouges, mal limitées où la peau est épaisse.

Le 29. — Les croûtes tombées, on voit que la partie inférieure de la jambe gauche est tuméfiée d'une façon notable, jusqu'au niveau du cou-de-pied, au-dessus duquel elle revêt un aspect très nettement papillomateux. Un état papillomateux analogue, mais moins marqué existe à droite. Les varices soulèvent la peau.

13 juillet. — Exeat.

Observation XLVI (Hervouet)

Dermite papillomateuse de la jambe avec ulcère, suite d'eczéma variqueux et
d'ulcère de jambe.

Lamb..., imprimeur en papiers peints, 56 ans, entré le 26 avril 1876,
salle St-Mathieu; n° 48.

Père mort, rhumatisant. Mère morte (?). — Pas d'habitudes alcooliques prononcées. Il y a une quinzaine d'années, pendant plusieurs
mois, *érysipèle ambulant* (?) qui a parcouru les membres inférieurs et
qui n'a pas dépassé la ceinture.

Il y a environ 9 ans, début d'une ulcération de la jambe droite
accompagnant des varices.

Au bout de 2 ans de durée de l'ulcère, œdème de la jambe sous
l'influence de la fatigue; répétition de l'œdème, puis persistance;
l'hypertrophie du pied daterait de 5 ou 6 ans au moins. Soigné par
M. Peter, à l'hôpital St-Louis, par les bandelettes de Vigo. Il y a 4 ou
5 ans, séjour insignifiant (3 jours) chez M. Hillairet. Il y a 2 ans, séjour de 2 mois chez M. Vidal, où le pansement ouaté aurait rendu
passagèrement au pied ses dimensions ordinaires, avec la cicatrisation de l'ulcère.

Mais immédiatement, par la marche, les choses sont revenues
dans le même état. Le pied a un volume énorme et est complètement
déformé. Circonférence autour des malléoles, 45 centim.; circonférence du pied au niveau du métatarse, 34 centim. L'excavation de la
plante du pied n'existe plus étant comblée par l'hypertrophie des
téguments, néanmoins, en cette région, la peau est lisse. Tout le
bord interne du pied présente un nombre énorme de villosités
ressemblant assez à des poils de brosse coupés et ayant au premier
abord l'air de productions pileuses. Examinés au microscope ces
filaments sont composés uniquement de larges globes épidermiques
agglomérés; beaucoup de ces cellules sont granuleuses. Le doigt
passé sur cette surface hérissée, a la sensation de rugosités, comme
sur une brosse. Les orteils sont extrêmement hypertrophiés, cubi-

ques : leurs faces mitoyennes sont planes et un peu déprimées par la compression du voisinage. Leurs faces dorsales, au contraire, sont très rugueuses surmontées d'un nombre considérable de saillies papillaires, énormes pour la plupart, mais présentant cependant des degrés variés. L'aspect de ces orteils rappelle ce qu'on voit chez le tatou. Les ongles sont très développés et recourbés en bas. La base des orteils est séparée du reste du pied par un sillon excessivement profond (plus d'un centimètre) où l'hypertrophie papillaire est brusquement suspendue, pour reparaître à l'extrémité antérieure de la région métatarsienne sur une largeur seulement de 1 centim. 1/2 à 2 centim. ; puis la peau du dos du pied redevient lisse sur une zone de 7 à 8 centim. Près de la région du cou-de-pied, l'hypertrophie papillaire reparaît avec un développement encore plus extraordinaire qu'aux orteils, notamment sur le côté externe du pied et dans la région malléolaire externe. Là existent de véritables grappes de grosses tubérosités saillantes, lisses, se déformant mutuellement par la compression du voisinage. Les unes sont globuleuses et lisses, les autres sont plus aplaties, et quelques-unes offrent quelques aspérités croûteuses, papillaires ou épidermiques en brosse. A la région malléolaire interne, ulcère allongé, profond, atone et d'odeur repoussante ayant environ 7 à 8 centim. de long sur 2 de large.

La peau de la jambe est également hypertrophiée presque jusqu'au niveau de la tubérosité antérieure du tibia ; mais la surface est plus unie, moins accidentée qu'au pied ; elle présente seulement des tubérosités lisses, de forme un peu kéloïdienne, ne faisant pas de saillies aiguës comme les tumeurs du pied ; elles sont plus larges mais plus planes et plus fuyantes sur les bords.

(Avant le nettoyage répété du membre malade, l'abondance de la crasse donnait à la lésion un aspect hideux et une odeur repoussante).

4 mai. — Légère amélioration sous l'influence du repos et des soins de propreté. Le 9. — Appareil ouaté. Le 22. — Appareil enlevé, diminution notable du volume du membre. Mesure du cou-de-pied 39 centim. Circonférence au niveau du métatarse : 30 centim. Le 23. — Nouvel appareil. Le 24. — Mesure du cou-de-pied, 40 centim. 8 juillet. — *Exeat* pour indiscipline.

Observation XLVII (Résumée) Hervouet

Bail..., François, 69 ans, orfèvre, entré le 17 mai 1876, salle St-Mathieu, n° 35.

Depuis 5 ans, 11 séjours à St-Louis pour ulcère variqueux. A l'entrée « l'ulcération est un peu ovalaire, atone, douloureuse, entourée d'une assez large zone eczémateuse ».

Observation XLVIII (Thibierge)

Eczéma variqueux, — ulcération superficielle unique.

Naud..., 72 ans, domestique, entré le 31 juillet 1882, salle St-Léon n° 4 (service de M. Besnier).

Jamais de douleurs articulaires, ni d'affections cutanées. Il y a 5 ans, a eu pour la première fois des lésions de la jambe gauche : suintement étendu jusqu'à la jarretière (soigné par M. Hillairet. Il y a 5 mois, les lésions sont revenues et le malade est entré il y a 3 mois dans le service du professeur Fournier où il est resté jusqu'à il y à un mois et en est sorti incomplètement guéri.

Etat actuel : Les trois quarts inférieurs de la jambe gauche sont rouges, légèrement violacés, avec amincissement notable des téguments ; mais il n'existe d'exulcération qu'à sa partie inféro-interne, dans l'étendue d'une pièce de 1 franc. A ce niveau, les téguments sont encore plus rouges, plus amincis que dans le reste de la jambe et il y a une surface suintante donnant lieu à un écoulement séro-sanguinolent. Un peu au-dessus, petite surface, recouverte d'une croûte noirâtre. Varices légères à droite (Cataplasmes de fécule).

7 août. — Sorti guéri.

OBSERVATION XLIX (PERSONNELLE)

Ulcère variqueux probablement suite d'eczéma.

Pet..., Louis, 19 ans, journalier, entré le 24 septembre 1884, salle Bazin, n° 70.

Beaucoup de gourmes dans l'enfance. Variole à 13 ans. Pas d'autre maladie. Père et mère bien portants. Pas d'antécédents rhumatismaux. Ne paraît pas alcoolique. Aucun commémoratif syphilitique. Varices depuis au moins 3 ans, marche beaucoup. En 83, première atteinte de l'affection. Début par un petit bouton au tiers inférieur de la face interne de la jambe droite ; grattage ; n'a rien fait pendant 3 semaines. Au bout de ce temps soigné par un pharmacien, par eau phéniquée. Guérison au bout de 6 semaines. Depuis cette époque ne s'est ressenti de rien. Il y a 3 semaines environ nouvelle apparition d'un bouton suintant, qui s'est progressivement transformé en ulcère.

Actuellement : Au tiers inférieur de la face interne de la jambe droite, ulcération arrondie, à fond non bourgeonnant, recouvert de quelques masses jaunâtres, à bord un peu saillant et induré, entouré d'une zone violacée large de 2 à 3 centim. Au-dessous, principalement au mollet, flexuosités variqueuses ; quelques-unes un peu indurée à la palpation. A la face interne du pied, veinosités violacées, abondantes. Tout autour, sur la jambe, petits boutons eczémateux disséminés. Pas de crampes, pas de fourmillements ; pas de dilatations veineuses à la jambe gauche. Des deux côtés, ongles et poils normaux. Sueurs abondantes des 2 pieds. Ne s'est pas aperçu que le pied droit suât plus que le pied gauche, mais actuellement la sueur perle manifestement plus sur le pied droit que sur le pied gauche ; sensibilité à droite, partout normale à l'épingle, sauf sur le fond même de l'ulcère ; conservée au froid (verre) sauf sur l'ulcère et en arrière de lui. Une cuillère trempée dans l'eau presque bouil-

lante, n'est perçue ni chaude, ni froide sur une zone de 3 à 4 centim.
autour de l'ulcère, sauf directement en haut. (Bandelettes).

18 octobre. — Entièrement cicatrisé (Poudre de talc).

Le 21. — Exeat.

Observation L (Landrieux)

Ulcère variqueux superficiel de la jambe droite. Quelques plaques d'eczéma
nummulaire antérieur.

Bla..., Augustin, 20 ans, teinturier, entré le 9 juillet 1867, salle
St-Louis, n° 35.

Père, mort à 45 ans, du choléra. Mère, 65 ans, migraineuse. Frère
aîné aurait eu des dartres (peut-être un psoriasis). Constitution robuste.
Gourme dans l'enfance, ophthalmies fréquentes, orgelets, pas d'écoulements d'oreilles, pas de glandes au cou, pas de fièvres éruptives,
pas de rhumatisme, pas d'angines ; fonctions digestives intactes. Un
peu d'expectoration catarrhale le matin.

Pas de blennorrhagie, pas de chancres, quelques excès alcooliques.

État actuel. Au niveau du tiers inférieur de la jambe droite et de
la tibio-tarsienne, surfaces érythémateuses, arrondies de la largeur
d'une pièce de 5 fr. Cette éruption s'est montrée il y a environ
2 mois 1/2 ; il n'y a jamais eu de boutons, de vésicules au niveau
des plaques. Une plaque de même nature existait à la malléole
interne ; il y a 3 semaines, le malade y reçut un choc qui causa une
ulcération ; a été toujours en augmentant. Un médecin lui a
ordonné de la pommade camphrée, de *l'eau quadruple* ; attribue l'extension de l'ulcération à l'application de cette eau. Consulte à l'hôpital Beaujon (cataplasmes, bains de pieds à l'eau de guimauve).

Au niveau des plaques, la congestion n'est pas très intense, pourtant la coloration ne disparaît pas par la pression du doigt ; ni
vésicules, ni desquamation à la surface.

A la malléole interne surface ulcérée, mais l'ulcération n'est pas très profonde, ne gagne même pas le tissu cellulaire sous-cutané. A la périphérie, épiderme soulevé, on distingue même des vésicules isolées, transparentes ; plus loin encore, zone congestive, douloureuse au toucher. Suintement séro-purulent assez abondant ; démangeaisons très vives, surtout le matin ; œdème assez prononcé du membre, varices, surtout de la saphène interne, plus sensibles par le toucher qu'à la vue. Moins accentuées à gauche.

Ganglions cruraux et inguinaux droits, gros comme une forte amande, assez douloureux au toucher. Gêne considérable de la marche. Santé générale très bonne.

10-14 juillet. — (Cataplasmes. Bains simples. Compresses avec eau et perchlorure de fer).

Le 20. — Ulcération complètement cicatrisée.

Le 27. — Exeat. Il ne reste plus que quelques plaques rosées, mais sans suintement, sans ulcération.

OBSERVATION LI (PERSONNELLE)

Eczéma ulcère variqueux — Eczéma sec discret, disséminé.

Dogn..., Rosalie, 38 ans, domestique, entrée le 1er octobre 1884, salle Lugol, no 6.

Mère variqueuse ; a eu une plaie à la jambe. Pas d'antécédents rhumatismaux. Réglée à 12 ans, régulièrement. Quatre enfants et une fausse couche. La fausse couche est en 3e. Le dernier enfant il y a 6 ans. Jamais d'éruption avant l'actuelle. Aucun commémoratif syphilitique. Goître depuis son enfance ; il y en a beaucoup dans son pays.

Au-dessous des deux malléoles externes, taches brunes nullement saillantes, formant un groupe confluent ; ce serait congénital et un frère en aurait autant à la fesse.

Varices depuis son 1er enfant, surtout à gauche et principalement au mollet.

Crampes dans la jambe droite. Pas de fourmillement ; jambe en flée le soir. Il y a 18 mois, petite rougeur au tiers inférieur de la face interne de la jambre droite ; s'est agrandie et a commencé à suinter un peu ; il s'est formé des croûtes et plusieurs plaies qui se sont cicatrisées.

Actuellement : A ce niveau plaque rouge, violacée, un peu squameuse, un peu suintante, un peu fissurée, présentant plusieurs cicatrices violacées et une ulcération arrondie, grande comme une pièce de 1 franc arrondie à bords taillés à pic, à fond nullement bourgeonnant. Douleur à la pression tout autour. Sensibilité à l'épingle, conservée sur les deux membres inférieurs, sauf sur l'ulcère lui-même et dans une zone étroite autour de lui. La sensibilité au froid et au chaud est moindre aux membres inférieurs qu'aux membres supérieurs, elle est indifférente sur la plaque de la jambe droite. Sous la voûte plantaire, plusieurs petits boutons arrondis prurigineux sur lesquels la peau desquame. Desquamation d'un épiderme corné au niveau du talon. Sous la plante du pied gauche, plaques arrondies et lisses, rosées, limitées par une collerette épidermique.

A la face postérieure de la cuisse, en haut, quelques petits boutons arrondis, gros comme des têtes d'épingles, rouges ; quelques-uns vésiculeux ; sur d'autres desquamation furfuracée, de même à la face postérieure et externe au bras gauche, quelques boutons très-discrets à la face antérieure au cou. Sue beaucoup des pieds, a toujours sué ainsi. Système pileux normal aux jambes. Œdème notable des jambes. Ongles normaux. Femme blonde, forte, peau blanche et fine. Etat général bon. Rien aux ganglions inguinaux (Cataplasmes).

4 octobre. — Diachylon.

Le 12. — Palpitations et douleurs précordiales. Rien à l'auscultation. Bromure de potas. 2 gr.

Le 14. — Sp. Iodure de fer ioduré.

Le 23. — Entièrement cicatrisée. Toujours plaque d'un brun violacé ; peau et tissu sous-cutané indurés et douloureux à la pression.

Le 24. — Cataplasme.

Le 30. — Toujours en arrière de la plaque principale, rougeur, un peu d'infiltration, douleur.

1er novembre. — Un peu de coloration rosée, diffuse au-dessus du bord supérieur de la plaque et là, douleur au pincement. La malade dit avoir ressenti beaucoup d'élancement la nuit dernière. Pas de ganglions inguinaux :

Le 7. — La rougeur et la douleur diminuent (Cataplasmes. Poudre de talc).

Le 10. — Exeat sur sa demande.

OBSERVATION LII (HARTMANN)

Eczéma et ulcère variqueux. Eczéma discret disséminé.

Carbon..., 42 ans, marchande des 4 saisons, entrée le 4 juin 1884, salle Lugol, n° 21.

Père mort (?) Mère bien portante.

Bonne santé habituelle. Réglée à 12 ans ; un an sans rien voir, puis bien réglée. 3 enfants : un mort d'une éruption de sang, un mort en nourrice. Depuis 5 ans petite, ulcération sur la jambe gauche, qui guérissait (cérat) en 2 ou 3 mois et se rouvrait tous les ans. Depuis 4 mois, petite ulcération sur la jambe droite. Il y a environ 8 jours, éruption sur le corps, aggravée hier par un bain sulfureux, conseillé par un pharmacien.

4 juin. — Varices des membres inférieurs. Sur la partie moyenne de la face antéro-interne des deux jambes, ulcération de forme assez irrégulière, de petites dimensions (pièce de un franc), à bords assez nettement taillés, à fond sanieux. Toute la jambe est assez rouge squameuse, excoriée par place. Sur les cuisses, les fesses, le ventre et les membres supérieurs, éruption irrégulièrement disséminée, formée de petites papules presque toutes excoriées ou couvertes d'une croûtelle sanguine noirâtre ; traces de grattage ; surfaces exulcérées suintantes, une surtout au niveau du pli du coude à gauche. Pas de gale, pas de phthiriase.

(4 Degré. Bain d'amidon. Cataplasmes).

Le 13. — (Eau glycérinée).

Le 29. — Exeat. Améliorée.

Observation LIII (Résumée) Raymondaud

Ulcère et eczéma variqueux. — Eczéma antérieur aux mains.

Pasq... Charles, 55 ans, cuisinier, entré le 4 septembre 1878, salle St-Mathieu, nº 50.

Pas de syphilis. Un frère a eu des ulcères. Varices depuis dix ans, 1er ulcère il y a 8 ans, à la malléole externe droite, soigné par M. Lailler; un second plus tard, en avant. Il y a 4 ans, 3e ulcère, *accompagné d'une poussée d'eczéma aux deux jambes et aux mains*. A ce moment, petit ulcère à gauche. Il y a 18 mois, nouvel ulcère, soigné par M. Guibout. Le dernier ulcère a commencé il y a 5 semaines. Ulcère circulaire, peu creusé; pigmentation foncée des deux jambes. Varices égales des deux côtés. Le malade explique la fréquence des ulcères à droite, parce qu'il s'appuie surtout sur la jambe droite dans tous les mouvements par lesquels il cherche à saisir un objet. Traité par le pansement ouaté.

Exeat guéri, le 20 octobre.

Observation LIV (Hartmann)

Eczéma et ulcère variqueux. Léger état papillomateux. Eczéma antérieur de la main. Eczéma concomitant de la face.

Pélic..., 65 ans, femme de ménage, entrée le 14 mai 1884, salle Lugol, nº 19.

Père mort à 82 ans; mère morte à 68 ans d'une attaque. Réglée à 14 ans, toujours bien. 5 enfants en 4 couches. Ménopause il y a longtemps (?). Jamais de maladies graves. Un eczéma des mains il y a 1 an et demi environ, ayant duré tout l'hiver (cataplasmes de fécule). Il y a un an environ, petite plaie venue spontanément à la partie inférieure de la jambe droite ; amélioration et aggravation successives sans que jamais l'ulcération se soit cicatrisée complètement (cataplasme de fécule).

En octobre 1883, le pied a commencé à enfler et à devenir rouge ; nouvelles petites ulcérations et depuis un mois environ, nouvelle petite plaie sur le dos du pied.

14 mai. — 1/3 inférieur de la jambe et du pied droit tuméfiés roses, sensibles à la pression, couverts de magma de fécule, etc. Plusieurs ulcérations ; une à grand axe transversal sur le dos du pied, recouverte d'une croûte ; une petite exulcération à la partie antérieure ; plusieurs ulcérations à fond sanieux non bourgeonnant, de dimensions au-dessous d'une pièce de 50 centimes, irrégulièrement arrondies ; une petite exulcération à la partie postérieure de la jambe, à la limite supérieure de la partie rouge. Varices des membres inférieurs. Phthiriase légère. Pediculi capitis. Rien sur le reste du corps. Bain, 4e degré. Huile de cade dans les cheveux.

Le 16. — Les bords d'une ulcération ont un aspect papillomateux depuis qu'ils sont nettoyés. A la loupe, dans une étendue de 5 à 6 millim. une foule de petites saillies. (Pansement au savon noir).

Le 24. — Eczéma des oreilles (Cataplasmes).

Le 26. — Sur la face interne de la jambe, vésiculation fine avec quelques phlyctènes plus grandes.

Le 28. — Poussée d'eczéma sur la face (Pulvérisation de talc sur la face).

10 juin. — Exeat. Améliorée.

OBSERVATION LV (PERSONNELLE)

Eczéma variqueux avec exulcérations.

La nommée Van den Bos..., Josépha, âgée de 55 ans, marchande de vins, entrée le 8 octobre 1884, à l'Hôpital saint-Louis, salle Lugol.

Père était bien portant, est mort d'une attaque d'apoplexie. Mère

morte à 48 ans, à son retour d'âge. Aucun ne semble avoir eu de
varices. Pas de gourmes dans l'enfance. Pas d'antécédents rhumatismaux, mais a un fils de 29 ans qui, à 10 ans et à 24 ans a eu des
rhumatismes. Pas de traces de syphilis appréciables. Réglée à 19 ans,
toujours régulièrement. Ménopause à 53 ans, 8 enfants en dix ans.
Deux vivants, les autres morts en bas âge comme épuisés. C'est la
mère qui les nourrissait.

Jamais de maladie sérieuse; aucun excès alcoolique, dit-elle, varices
bilatérales, connues depuis la 3e grossesse; début à la cheville.
Depuis environ 2 ans, le soir jambes fatiguées, enflées; ni crampes,
ni fourmillements. N'a jamais rien fait jusqu'au 4 juin, alors une
varice à la jambe gauche creva. Pas d'hémorrhagie sérieuse, quoique
le sang « partit à flot ». Mais la malade a mis un tampon (elle a
perdu environ « *un cinquième* » de sang); a été cicatrisé en 15 jours.
A mis un bas élastique. Huit jours après, quantité de *clous;* venue à
St-Louis, à la consultation plusieurs fois (cataplasmes, glycérine,
diachylon et pansements phéniqués).

Actuellement : à la jambe gauche, coloration rose notable dans
toute son étendue; en outre, par places, la rougeur s'accentue autour
de petites exulcérations cupuliformes, grandes comme des lentilles,
recouvertes de croûtes jaunâtres. A la partie moyenne du mollet,
exulcérations arrondies, au nombre de trois, grandes comme des
pièces de 0,50. Tout autour de ces exulcérations, peau rouge, luisante, encore assez souple; par places un peu de suintement. A la
face interne du cou-de-pied et sur le dos du pied, veinosités violacées; jambe notablement œdématiée, on n'y voit pas de bourrelets
variqueux; quelques saillies variqueuses à la partie interne au genou
et, au niveau de la cicatrice qui a été le siège de la rupture, il y a un
point notablement dépressible. Sur le trajet de la saphène interne à
la cuisse, bosselures bleuâtres, molles et quelques légères varicosités en avant et en dehors de la cuisse. Sensibilité à l'épingle normale sur la cuisse; à la jambe elle est, sur des places irrégulières,
tantôt normale, tantôt obnubilée sur les dos des orteils et au pied,
elle est absolument nulle tant qu'on n'enfonce pas l'épingle assez
profondément. Sensibilité à la température pareille des deux côtés :

perçue par places, par exemple au dos du pied, mais elle est diminuée. Sur toute la jambe, le *chaud* est perçu froid ou indifférent. Le *froid* cependant est perçu partout mais diminué ; la sensibilité à l'épingle est conservée à droite. Au dos du pied, des veinosités violacées bien plus nombreuses qu'à gauche ; de même sur le reste du membre et, de plus, sur la jambe, en avant et en dehors, existe une grosse varice serpentine qui présente des points indurés manifestes et va rejoindre, en traversant un peu obliquement le tiers supérieur de la jambe, un autre paquet situé dans la région de la saphène interne. Des deux côtés, les ongles sont rugueux, difformes, bossués, cassants. Ceux des gros orteils sont un peu cannelés, mais beaucoup moins altérés que les autres. Etat général bon. Embonpoint. Prurit très vif à la jambe gauche depuis une dizaine de jours. Lésions de grattage et croûtes sanguinolentes. (Cataplasmes).

14 octobre. — Hamac.

Le 18. — (Poudre de talc).

Le 29. — Exeat. Rougeur considérablement diminuée; œdème presque nul; il reste seulement quelques exulcérations ecthymateuses.

OBSERVATION LVI (PERSONNELLE)

Eczéma variqueux.

Pal..., Nicolas, 62 ans, commissionnaire, entré le 1er octobre 1884, salle Bazin, nº 39.

Chancre en 1847 qui, d'après le malade, n'a été suivi d'aucun accident; un peu alcoolique. A mal aux jambes depuis environ trois mois, vers cette époque aurait eu à la jambe gauche, des lésions beaucoup plus accentuées qu'actuellement; ni crampes, ni fourmillements.

Actuellement : Au tiers inférieur de la *jambe gauche*, peau sèche, ridée, rugueuse, un peu brunâtre, couverte de squames furfuracées, et, par places, petits boutons arrondis entourés d'une collerette épidermique. En trois endroits, plaques un peu saillantes, violacées, un

peu squameuses. A la limite supérieure qui, en dehors, remonte un
peu plus haut qu'en dedans et, à la limite inférieure, plusieurs exulcérations superficielles, grandes comme des lentilles, croûteuses, à
croûtes jaunes, entourées d'une zone rouge, un peu indurée. Sur la
jambe droite, surtout en arrière, petits boutons, discrets, rouges, secs.

Démangeaisons bilatérales ; par la marche, le pied gonfle notablement. A gauche, pied un peu violacé ; les veines y sont régulières
mais un peu saillantes. Au-dessous de la malléole externe, quelques
veinosités violacées. A la jambe droite, au niveau du mollet, quelques
varices superficielles. A la face interne des cuisses, en haut, la peau
est sèche, un peu brunâtre, squameuse (Bain d'amidon, cataplasme).

Le 21. — Bon état. Peau restée lisse, pigmentée ; n'a plus de
croûtes, ni d'ulcérations. *Exeat*.

Observation LVII (Mathieu)

Exulcérations eczémateuses d'une jambe variqueuse.

Ang..., Emilie, 32 ans, mécanicienne, entrée le 4 janvier 1882,
salle Ste-Foy, n° 15.

Père mort à 54 ans, de phtisie. Mère bien portante. Gourmes
dans l'enfance ; scarlatine à 5 ans ; petite vérole à 15 ; fièvre
typhoïde à 27 ans, avec péritonite (?) ; Périmétrite, probable il y a
deux ans. Deux accouchements, (20 ans et 21 ans), enfants morts en
naissant.

Commémoratifs syphilitiques nuls. *Début de l'affection actuelle* au
mois de février 1881. Gonflement de la jambe et du pied gauches
augmentant après la marche et la fatigue. Sur la face antéro-
interne de la jambe gauche à l'union de ses 2/3 inférieurs avec son
tiers supérieur au devant du tibia, vésicule bientôt arrachée et suivie
rapidement de plusieurs autres dans le voisinage de façon à constituer en quelques jours une plaque exulcérée de la grandeur, où à
peu près, de deux pièces de 5 fr. en argent, accolées. Démangeai-

sons intenses, croûtes jaunâtres, suintement séro-purulent. Etat stationnaire jusque il y a un mois environ.

Etat actuel : Pas d'œdème au pied, léger épaississement de la peau de la jambe surtout à la région antérieure. Varices légèrement saillantes, bleuâtres et indurées à la partie moyenne de la face antéro-externe de la jambe. A trois ou quatre centimètres au-dessous de la tubérosité interne du tibia, plaque rouge d'une longueur de six à sept centimètres sur quatre à cinq centimètres de large; surface rouge, inégale, exulcérée par places, recouverte de croûtes minces, jaunâtres, adhérentes au centre, décollées sur leurs bords, irrégulièrement disséminées. Les espaces exulcérés, arrondis ou irréguliers laissent suinter une sérosité purulente; les lamelles crustacées les plus sèches s'enlèvent facilement en laissant sous elles une surface rouge, lisse, sèche. Sous les autres places adhérentes, petites nappes séro-purulentes. Au pourtour, et surtout à la partie inférieure, petites plaques exulcérées ou recouvertes de croutelles séparées par de la peau saine formant une traînée qui descend jusqu'au niveau de la malléole interne. Quelques macules rouge sombre portant une exulcération suintante à leur centre, limitées par une collerette épidermique, reposant sur une induration du derme, sont complètement isolées. Induration dermique de même ordre sensible un peu partout sur les bords de la plaque principale. Quelques ganglions gros comme des pois dans l'aine correspondante.

7 janvier. — Chute des croûtes. Peau rouge, lisse quelques très rares exulcérations arrondies.

Indurations noueuses surtout au devant du tibia.

Le 14. — Amélioration très grande. La peau reprend son aspect. Quelques petits points encore exulcérés. Quelques points tuméfiés, sans doute des varices oblitérées.

Le 18. — Exeat, très améliorée.

OBSERVATION LVIII (Luce)

Ulcérations variqueuses au début, précédées d'une poussée d'eczéma avec
rechute

Hacqu..., Pierre, 58 ans, potier d'étain, entré le 6 novembre 1878,
salle St-Mathieu, n° 45.

Homme fort et robuste. Bonne constitution. Varices aux jambes,
depuis 6 mois. Démangeaisons dans la partie inférieure de la jambe
gauche avec rougeur, gonflement et suintement. Le malade a été
obligé d'interrompre son travail. L'éruption a disparu complètement
après le traitement suivant : Pommade au précipité blanc, lotions
d'eau de feuilles de noyer. Il y a 20 jours, elle a reparu avec beaucoup
de suintement; quelques ulcérations se sont produites, distantes les
unes des autres. En s'agrandissant elles se sont fusionnées et ont
produit des plaques ulcérées. Jambe droite, malade depuis 15 jours :
rougeur, gonflement et suintement. Depuis 8 jours ulcérations.

Etat actuel. — Jambes tuméfiées, la droite surtout. Elle est recouverte de suintement et présente une coloration violacée, avec quelques dilatations variqueuses. Sur les parties suintantes, épiderme
enlevé, coloration assez vive du derme craquelé. Au mollet, plusieurs
petites ulcérations à fond violacé, donnant peu de sérosité sanguinolente, pas de pus véritable.

7 novembre. — Gêne de la marche. Démangeaisons très-vives
(Bains d'amidon. Vin de quinquina. Poudre d'amidon).

Le 12. — Amélioration. Le gonflement et rougeur diminués ; moins
de suintement ; l'éruption eczémateuse parait en voie de dessiccation.

Le 15. — Commencement de desquamation. Les petites ulcérations
ont beaucoup diminué de volume (savon balsamo-sulfureux).

Le 20. — Ces applications paraissent avoir eu une bonne influence.
L'eczéma a presque entièrement disparu.

Le 30. — Petites plaies presque cicatrisées. Guérison de la poussée
d'eczéma et des petites ulcérations. — Exeat.

Observation LIX (Personnelle) Résumée

Eczéma variqeux. Eczéma aigu, symétrique, des avant-bras.

Fl... Françoise, 26 ans, marchande au panier, entrée le 16 décembre 1885, salle Lisfranc nº 34 (service de M. Verneuil).

Réglée à 12 ans ; pas toujours bien ; pas de rhumatisme. Sa sœur a les jambes enflées, 5 enfants ; aîné 8 ans, dernier 11 mois, à chaque grossesse, varices qui ont quelquefois crevé. Pas de fausses couches.

Commémoratifs syphilitiques nuls. — Les croûtes ont commencé à peu près six semaines après la dernière couche, par un bouton rouge qui a jeté beaucoup d'eau. Beaucoup de démangeaisons ; dit ne pas s'être grattée, et en effet, aujourd'hui pas de lésions de grattage. Puis petites ulcérations devenues croûteuses. *Actuellement* aux deux jambes, à la face antéro-externe, au-dessus du milieu à droite, à gauche, gagnant sur la moitié inférieure, rougeur, croûtes, squames assez larges ; par place petites ulcérations entourées d'une zone rouge ; recouvertes d'une croûte noirâtre et entourées d'une collerette épidermique. De même à la partie supérieure de la face postérieure du mollet droit.

Depuis 5 ans, eczéma aigu de la face dorsale de la main, du poignet et de la moitié inférieure de l'avant-bras.

Une petite plaque vésiculeuse semblable à la face antérieure de la cuisse droite. Cicatrices un peu pigmentées à la malléole interne gauche (rupture de varices). Rien sur le reste du corps (Cataplasmes de fécule aux quatres membres).

Amélioration rapide. Puis pommade à l'oxyde de zinc au 1/5. Sortie guérie le 19 janvier 1886.

Observation LX (Personnelle)

Eczéma variqueux. A droite ulcération. A gauche, induration.

Lafou... Jeanne, 75 ans , sans profession (autrefois cuisinière), entre le 24 décembre 1884, salle Lugol, n° 9.

Père mort à 94 ans, jamais été malade; Mère à 55 ans. Réglée à 14 ans, toujours régulièrement. Une fille de 46 ans. N'a jamais été malade, ne semble pas syphilitique. Ne sait pas au juste quand a eu lieu la ménopause. Sait seulement que c'est de 40 à 45 ans ; aucun accident; vers 1857, a eu « de l'eau dans les genoux ». N'a jamais eu d'autres accidents articulaires. Quelques temps après a vu que ses chevilles enflaient le soir. Depuis très longtemps également, le bas des jambes a pris une coloration brune, violacée. Jamais d'eczéma ailleurs. Quelquefois sujette à des crampes dans le jarret. Pas de fourmillements. Dit n'avoir jamais eu de varices, mais on en voit actuellement.

A depuis au moins 30 ans, à la jambe des lésions cutanées qu'on lui a dit être de l'eczéma, des érythèmes. Ulcérations depuis deux ans seulement, jamais à la jambe gauche dont les lésions actuelles résultent uniquement d'eczémas. Début il y a deux ans, par une petite place siégeant au-dessous de la malléole externe droite ; sans cause connue. Par places, cicatrisation, ailleurs envahissement. A été dans le service de M. Guibout du 28 décembre 1883, au 28 mars 1884. Entrée avec état très grave, sortie presque cicatrisée. S'est progessivement aggravée après. Il y a 12 jours, a mis du phénol en quantité exagérée ; auparavant, il n'y avait d'ulcérations que celle qui siège actuellement vers la face interne ; alors aggravation.

A l'entrée : Jambe droite gonflée ; peau rouge, lisse, tendue, infiltrée, indurée. Au 1/3 inférieur de la face interne ulcération à bords à pic, à fond grisâtre, mamelonné, sanieux; non bourgeonnant. Vers la face antérieure et externe ulcérations beaucoup plus superficielles, à fond beaucoup plus lisse, jaunâtre, à bords sinueux, irréguliers, découpant des formes variées. Et on voit sur la surface ainsi ulcérée des îlots où la peau est conservée, de la grandeur d'une tête d'épingle à une lentille ; pour la plupart près des bords, mais quelques-uns en plein milieu. *A gauche* la peau de la jambe est un peu moins souple que normalement. Elle présente des marbrures café au lait dans toute son étendue ; de même sur le dos du pied. Nombreuses varicosités violacées, très fines sur les deux pieds. De là on voit monter à gauche des paquets variqueux sur la saphène interne. Ne sont pas appréciables, à droite, à cause de l'infiltration des tissus.

L'ongle du gros orteil gauche est épais, dur, jauné, cannelé, déformé, devié en dehors. La malade attribue cela à une marmite qu'elle a reçue sur le pied ; mais il y en a autant à droite.

12 février. — Diarrhée.

Le 18. — *Exeat*. Très améliorée.

Observation LXI (Landrieux)

Ulcération par eczéma sur une jambe variqueuse. Cicatrisation par plusieurs îlots.

Pasqu..., Marie, marchande des quatre-saisons, 57 ans. Entrée le 16 mai 1867, salle St-Thomas, n° 7.

Varices surtout à droite.

1er ulcère à gauche en 1849. Cet ulcère paraît avoir succédé à un eczéma généralisé.

Ulcère actuel datant de 8 mois, au 1/3 supérieur ; est de temps à autre le siège d'hémorrhagies considérables, succédant surtout à des contusions. Sur les bords, il y a une apparence granuleuse de la peau, qui paraît causée non seulement par une couche plus épaisse de l'épiderme, mais aussi probablement par une hypertrophie papillaire du derme. Cet ulcère est le siège de douleurs assez vives le soir. Quelques démangeaisons. Un ulcère plus petit à gauche, au 1/3 moyen, face interne. Pansés aux bandelettes et cautérisés au nitrate d'argent ces ulcères s'améliorèrent d'abord rapidement. La cicatrisation se fit à droite à la fois par la circonférence et par des îlots centraux de tissu cicatriciel, elle ne fut complète qu'au mois d'août, et la cicatrice fut alors le siège de vives démangeaisons. La malade s'étant grattée, il en résulta, à la périphérie des ulcérations isolées.

Sortie guérie le 24 août.

Observation LXII (Audouard)

Plaie d'une jambe variqueuse. Eczéma consécutif, produisant une exulcéra- tion qui se cicatrise par plusieurs îlots.

Schm...., Edouard, boulanger, 38 ans, entré le 27 décembre 1876, salle St-Mathieu, n° 21.

Homme vigoureux ; jamais de maladie. Pas de syphilis ; deux litres de vin par jour. Mal aux yeux dans son enfance. Deux enfants bien portants. Varices aux deux jambes depuis plus de 15 ans. Il y a six semaines coup à la jambe droite avec plaie au tiers inférieur. Il a gardé le repos, et la guérison était presque obtenue, mais ayant repris ses travaux, la jambe a enflé de nouveau et exulcération au niveau de la partie cicatrisée. Depuis trois jours, à la jambe droite, une éruption eczémateuse : suinte peu, mais cuissons très vives ; occupe surtout la face antérieure et s'étend sur le dos du pied. Vésicules remplies de liquide purulent, disséminées sur toute la surface malade.

Exulcération à bords arrondis au tiers inférieur de la jambe ; bords peu saillants, fond blanchâtre, grisâtre. Exulcération sur le dos du pied, peu profonde.

Desquamation épidermique peu abondante.

Œdème considérable du pied et de la jambe. Adénite crurale droite, volumineuse et douloureuse à la pression. Pas de traînées lymphatiques. Traces de grattage sur la jambe gauche.

30 décembre. — Au centre de l'ulcère, épidermisation partielle,

simulant des greffes. Bon aspect de la plaie (Cataplasmes de fécule. Bains d'amidon).

Le 31. — Extension progressive des îlots d'épiderme.

11 janvier. — Cicatrisation presque complète, faite très rapidement par repos, cataplasmes et attouchements de nitrate d'argent.

Le 18. — Ulcération presque complètement cicatrisée ; mais une phlyctène en dedans et en haut de l'ulcère sur une surface eczémateuse.

Le 31. — Ulcère guéri. — *Exeat.*

OBSERVATION LXIII (PERSONNELLE)

Eczéma variqueux avec ecthyma.

Poug..., Eugène, 51 ans, entré le 6 octobre 1884, salle Michon, n° 3. (Service de M. Verneuil).

Père mort fou à 44 ans. Mère morte vers 50 ans ? Ont été 12 enfants, 8 morts en bas âge, 4 vivants et solides. Ne connaît dans la famille personne qui ait eu tumeur, varices, ou rhumatismes. Soldat 10 ans. Bonne santé habituelle. Ne saurait dire depuis quand il a des varices. Dit avoir toujours vu, par exemple, la varice qu'il porte en dedans du genou gauche. Depuis 1856, crampes dans les jambes. Pas de fourmillements, pas de picotements. N'avait pas le pied gonflé le soir. Cela n'a débuté qu'il y a environ 2 mois. En 1868, eczéma au dos de la main et entre les doigts, par une cause accidentelle (lavage d'un parquet à l'eau seconde). Est resté environ 2 mois en traitement, dont le dernier à St-Louis (salle St-Louis). Depuis pas de récidive.

Est garçon de salle depuis qu'il a quitté le service militaire. Boit environ un litre de vin par jour. Depuis 10 mois ne boit plus d'absinthe. En avait bu pas mal auparavant. Sujet depuis sa jeunesse à des boutons. Eruptions fréquentes semblables à celle qui existe actuellement sur le corps, et qui dans le dos, à la base du cou est un type d'acné légère. Au devant du sternum parmi les poils, un peu de rougeur, sans suintement. Quelques pustules d'acné et plaque grande comme la paume de la main, couverte d'éléments assez confluents, certainement mélange d'eczéma et d'acné (siège et forme classiques). Desquamation furfuracée de la face postérieure de l'avant-bras ; de la face postérieure et externe du bras, sans rougeur. Varicosités nombreuses mais légères à la face, sans acné. Il y a 2 mois 1/2 aurait eu des boutons au cuir chevelu. Actuellement beaucoup de pellicules, un peu grasses, sèches, sans aucun suintement. Dans le dos, nombreuses cicatrices blanches et assez irrégulièrement arrondies, venant des clous qu'il a eu, étant soldat. Pas d'autres érup-tions que celles précédemment décrites. Pas de maux de gorge. N'a pas perdu ses cheveux. Ne semblait pas syphilitique, mais chancre il y a 2 mois 1/2. Il reste une cicatrice placée à droite. A-t-il été induré ? N'a actuellement ni plaques muqueuses ni roséole, ni maux de tête. C'est vers cette époque que la jambe droite a commencé à être malade.

Début par œdème, rougeur ; vives démangeaisons, avec cuissons, surtout la nuit. Cela ne suinte que depuis environ 3 semaines. S'est d'abord soigné lui-même, comme on lui avait soigné la main (cataplasmes de fécule, le soir, poudre d'amidon le jour). Depuis 15 jours, soigné par M. Hartmann par cataplasmes ; puis depuis 8 jours, une fois le gonflement cessé, bandage ouaté, un peu serré, c'est depuis ce moment qu'ont poussé des « clous ». A cette époque, en a eu 2 au dos des premières phalanges des 4e et 5e doigts de la main droite. (Actuellement, induration légèrement croûteuse du panaris anthracoïde classique).

A *la jambe gauche*, près de la malléole interne et au-dessus d'elle, quelques papules un peu desquamantes, d'eczéma sec. Il est sujet à des crampes, mais pas de varices serpentines ni même capillaires. *A droite*, varices superficielles légères, mais très nettes sur la saphène interne de mi-jambe à mi-cuisse.

Au cou de-pied, s'arrêtant à l'articulation tibio-tarsienne et remontant à mi-jambe, plaque aujourd'hui modifiée, rouge, encore un peu croûteuse, suintante.

Les bords sont diffus. Eruption abondante de pustules un peu acuminées à sommet écorché et recouvert d'une croûte noire ;

sur les moins avancées, sommet formé par un petit point blanc.

Ces pustules reposent sur une induration large comme une pièce de 50 centim. Autour, rougeur diffuse, notable. Sur celles qui sont un peu plus anciennes, collerette épidermique, sur celles qui sont tout à fait anciennes auréole brunâtre diffuse. Ongles un peu secs et jaunâtres. Pas de fièvre.

13 décembre. Presque entièrement guéri de l'eczéma. Les indurations des pustules d'ecthyma se résorbent.

Le 26. — Va très bien. Ecthyma entièrement disparu.

Le reste d'eczéma est stationnaire. La peau devient épaisse, dure, pigmentée, un peu granuleuse. Peu de rougeur. Sorti dans cet état quelques jours après.

OBSERVATION LXIV (THIBIERGE)

Ecthyma d'une jambe variqueuse développé sur les traces d'un ancien eczéma. Tabagisme. Alcoolisme. Leucoplasie bucco-linguale.

Dumé..., 42 ans, cocher, entré le 11 septembre 1882, salle St-Léon, service de M. Besnier.

Il y a un an, pour la première fois, à la suite d'un coup de pied de cheval, ulcère de la partie antérieure de la jambe (diachylon). A ce moment, une rougeur de la jambe gauche. M. Lailler l'a soigné par cataplasmes, puis glycérine. Sorti guéri. Depuis 4 mois, de nouveau rougeur de la jambe gauche, avec suintement séreux et collant. Depuis 1 mois, boutons arrondis avec cloques se crevant et laissant des ulcérations.

Deux chancres de la verge il y a 16 ans.

Pas d'accidents consécutifs. Phimosis congénital très étroit. Fume en cigarettes environ 12 grammes de tabac par jour. Alcoolisme (cocher de fiacre).

Etat actuel. Sur toute la jambe gauche rougeur un peu livide avec squames minces et non feuilletées. Aux limites supérieure et inférieure de la lésion, ulcérations arrondies ou légèrement irrégulières, un peu moins larges qu'une pièce de 0,20 cent., peu profondes, à fond rougeâtre ou jaunâtre, à bords amincis, la plupart recouvertes d'une croûte brunâtre. Ces ulcérations au nombre de 30 à 35, s'observent également, mais très disséminées, sur la surface rouge. Très légères varices à la cuisse gauche. Lésions de grattage au cou, dans le dos, à la ceinture, et sur la cuisse droite. En ce dernier point, une des traînées de grattage a donné lieu à une pustule allongée et étroite, recouverte d'une croûte verdâtre. Pas d'ecthyma sur le reste du corps. Pas de tremblement des mains. Léger tremblement de la langue. Appétit médiocre. Quelques pituites matinales, assez rarement, à la suite d'excès alcooliques plus considérables. Plaque blanc d'argent sur le bord libre de la lèvre inférieure, plaques commissurales plus pâles et légèrement fendillées. Langue normale.

(Repos au lit. Emplâtre de Vigo sur les ulcérations des jambes).

26 septembre. — Ulcérations en grande partie cicatrisées ; il n'y a plus que des pertes de substance superficielles et ayant environ la moitié de leurs dimensions primitives.

Le 25. — Guérison presque complète.

2 octobre. — Sorti guéri.

Observation LXV (Personnelle)

Varices des membres inférieurs. Eczéma sec prédominant sur ces membres.
Ecthyma, ulcérations succédant à de petites escarres.

Cordi..., François, 68 ans, commissionnaire, entré le 10 avril 1885, salle Michon, n° 4 (Hôpital de la Pitié, service de M. Verneuil).

Pas d'antécédents rhumatismaux ; à l'âge de 18 ans, sans cause connue, a perdu l'œil droit avec de très vives souffrances et actuellement albugo à centre jaunâtre, recouvrant presque toute la cornée ; l'œil, constamment indolent, a encore la perception lumineuse. Deux chancres à 25 ans. N'ont pas été suivis de manifestation qu'on puisse rapporter à la syphilis. Pas de médication interne.

Dit n'avoir pas de varices ; a toujours eu les jambes aussi sèches qu'aujourd'hui. Pas de crampes. Pas de fourmillement. Etait « d'une chair très commode à guérir » et cicatrisait rapidement les plaies diverses qu'il se faisait aux jambes. Pas de modification de la sueur aux membres inférieurs. Ne se connaissait rien aux jambes, il y a encore 2 mois. A cette époque, a eu de vives démangeaisons et avait es deux jambes semblables à ce qu'est actuellement la jambe gauche

Actuellement. Le membre inférieur gauche présente le type de l'eczéma variqueux sec ; placards à peu près arrondis. de couleur rose, un peu cuivrée ; à surface un peu ridée, rugueuse, recouverte de squames sèches, furfuracées ; ils se limitent par des bords diffus. Abondants, larges et confluents à la jambe, ils acquièrent au plus, à la cuisse, les dimensions d'une pièce de 0,20 cent. et là, il y a une grande quantité d'éléments papuleux, secs, rosés, gros comme une forte tête d'épingle, disséminés.

Quelques placards semblables, petits, non squameux, se voient à la jambe droite, qui présente, en outre, de nombreuses ulcérations arrondies, de 4 à 5 millim. de diamètre, à bords un peu saillants, à fond ne bourgeonnant pas, suppurant peu. Trois de ces ulcérations ont à leur centre une *escarre* molle, jaune, insensible, entourée par un sillon d'élimination absolument net. Cela se voit surtout à la partie interne et supérieure du mollet, pour une ulcération entourée d'une zone rouge, gonflée ; l'escarre est large comme une pièce de 0,20 cent. Jamais, sans qu'une cause vienne expliquer cette différence, la jambe gauche n'a été le siège d'une éruption semblable. Des deux côtés, varices superficielles nettes ; nombreuses veinosités violacées. Rien aux ongles des orteils.

Eczéma sec discret au tronc. Quelques éléments aux membres supérieurs (cataplasmes de fécule aux jambes).

12 avril. Escarres tombées.

Le 21. Exeat ; entièrement cicatrisé.

Observation LXVI (Thibierge)

Syphilis. Varices. Ulcérations précoces des jambes. Puis ecthyma tertiaire.

Bl., 34 ans, débardeur, entré le 28 août 1882, salle St-Léon, n° 31. (Service de M. Besnier).

Varices des membres inférieurs. Chancre de la verge il y a un an. Plaques muqueuses de la verge. Au bout de 2 mois, boutons sur les jambes, formant des cloques, qui donnèrent lieu à des ulcérations. Depuis cette époque, le malade n'avait plus eu de nouvelles éruptions sur les membres inférieurs ou ailleurs. Il y a 3 semaines environ, des saillies blanches, semblables à des cloques qui ont abouti à la formation d'ulcérations sur les membres inférieurs. Quelques excès alcooliques.

Etat actuel : Sur la région sacrée et sur les fesses, cicatrices décolorées et déprimées, de surface irrégulière, variant de la largeur d'une lentille à celle d'une petite amande, résultant de brûlures qui datent de 1870. Varices peu considérables aux 2 membres inférieurs ; sur les cuisses et sur les fesses, un assez grand nombre de taches pigmentaires brunes larges comme une pièce de 0,50 cent. Sur chaque jambe, une dizaine d'ulcérations arrondies, larges comme une pièce de 0,20 cent ; régulières, limitées par des bords nettement découpés, profondes, à fond grisâtre. Rien sur les membres supérieurs ni sur le tronc (Repos au lit. Emplâtre de Vigo. Iodure de potassium, 4 gr.).

5 septembre. Les éléments sont en voie de réparation et laissent, à leur place, des taches pigmentaires analogues à celles des cuisses, (KI, 5 gr.)

2 octobre. Sorti guéri.

20 novembre. Le malade rentre à l'hôpital. Trois ou quatre jours après la sortie, récidive à la face externe de la jambe droite.

Etat actuel : Aux cuisses et aux jambes cicatrices résultant des lésions constatées lors du 1er séjour du malade à l'hôpital, fortement pigmentés en brun ; en outre, lésion en voie d'activité occupant la partie inférieure de la face externe de la jambe droite. Au milieu d'une large plaque rouge recouverte de minces squames épidermiques et de quelques croûtes jaunâtres, ulcération de la largeur d'une noisette à surface rouge et lisse, à bords légèrement saillants. Sur l'une des extrémités de cette plaque, léger soulèvement épidermique bulleux. Pas d'autres lésions en voie d'activité. (Bains d'amidon. Pommade phéniquée) Le 25 novembre. Amendement déjà notable. 4 décembre. Sorti entièrement guéri.

OBSERVATION LXVII (THIBIERGE)

Ecthyma tertiaire de jambes variqueuses.

Cah..., 36 ans, garçon de cuisine, entré le 20 novembre 1882, salle St-Léon, n° 33, service de M. Besnier.

Il y a 4 ans, chancre de la verge ; a duré 5 mois ; suivi de plaques anales et buccales et de plaques des bras, sans autres éruption cutanée. Il y a 4 mois, sur les avant-bras, boutons, sous forme de cloques semblables à celles qui ont précédé les lésions des jambes. A la même époque, cloques sur les jambes, puis ulcérations, d'abord peu nombreuses ; se sont toutes cicatrisées, puis ont reparu depuis 6 semaines en commençant par la jambe gauche.

Etat actuel : Sur la partie inférieure de la jambe droite quelques taches rouges, pâles, larges, cicatricielles ; sur elles 7 ou 8 ulcérations de forme sensiblement arrondie, de la largeur d'une lentille à celle d'une petite amande, ulcérations peu profondes, à fond rouge, brunâtre et bourgeonnant. Deux de ces ulcérations à la partie externe, les autres à la face interne. Deux ulcérations plus petites, à la face interne du dos du pied. Sur la partie antérieure et inférieure de la jambe gauche, 4 ou 5 ulcérations semblables, mais recouvertes de croûtes brunâtres. Sur la face interne du tibia gauche, deux traînées d'un rouge vif, sur lesquelles deux croûtes d'un brun verdâtre de dimensions inégales. Varices peu prononcées des deux membres inférieurs. Pas d'autres lésions cutanées, à l'exception de quelques lésions de grattage sur les épaules et de papulo-vésicules larges comme un grain de chènevis et recouvertes de croûtes brunâtres, formant une large plaque dans chacun des plis du coude. Légère adénopathie des ganglions verticaux de l'aine droite. Pas de traces actuelles du chancre qui occupait la partie droite du sillon balano-préputial (Pommade phéniquée. Poudre à insectes. Emplâtre de Vigo Repos au lit. Amélioration rapide).

29 novembre. — Sorti. Guérison presque complète.

Observation LXVIII (Personnelle)

Syphilis. — Infection paraissant remonter à 3 ans 1/2. — Début des accidents tertiaires par une gomme ulcérée au niveau de la tubérosité interne du tibia de la jambe droite, qui est variqueux.

Sta..., Anna, 45 ans, cuisinière, entrée le 6 octobre 1884, salle Lugol.

Réglée à 17 ans, jamais régulièrement; ménopause il y a 5 ans. Il y a 12 ans, un enfant, qui est mort à 8 jours; venu 15 jours avant terme. N'a pas eu de boutons sur la peau. Il y a 3 ans 1/2 son mari lui a donné la vérole. A eu une éruption généralisée, des boutons aux parties, mal à la bouche et à la gorge. Soignée pendant 7 semaines à St-Louis dans le service de M. Vidal (pilules).

Pas de manifestations depuis, quoiqu'elle n'ait suivi aucun traitement. Il y a un an, au point de la jambe actuellement ulcéré, petite grosseur, comme une petite noisette, recouverte d'une peau de coloration normale, indolente. D'abord dure, puis ramollie, devenue rouge. Ouverture spontanée, il y a seulement quinze jours, après 3 semaines de douleurs pendant lesquelles la malade a appliqué des cataplasmes.

Actuellement. Sur le corps aucune trace de syphilis. A la jambe droite, un peu au-dessous de la rotule, sur la face interne, saillie violacée, grosse comme une petite noix; au centre, ulcération arrondie, large comme une pièce de 20 cent. à bords violacés, indurés à pic; à fond jaune, pultacé; un peu de douleur. Varices bilatérales notables. Au pied, les veines dorsales sont volumineuses, mais régulières. A la partie moyenne et postérieure du mollet gauche, veines verticales, grosses, tortueuses, inégales ; quelques points indurés ; quelques bosselures irrégulières plus bas, sur la saphène externe jusqu'à la malléole externe, cette varice s'arrête à la partie interne du creux poplité. A droite, la saphène externe au mollet est moins volumineuse, mais en haut il en part une veine variqueuse qui gagne la saphène interne, au tiers inférieur de la cuisse.

A ces varices depuis sa couche. Depuis 6 mois environ, ses pieds gonflent un peu quand elle reste debout ; crampes dans les mollets depuis 4 ou 5 ans, surtout à droite. Pas de fourmillement ; sue peu des pieds. Pas de pigmentation. Système pileux peu abondant. Les ongles des gros orteils (le droit en dehors, le gauche en dedans) commencent à s'épaissir, à devenir irréguliers, jaunes, cassants. Sensibilité à l'épingle normale. A la température, pour des impressions assez espacées, perception exacte, mais sensation diminuée ; pour des impressions rapidement rapprochées et différentes, la 2e est rapportée à la même température que la 1re ; si on espace un peu plus, la 2e température est perçue mais lentement et affaiblie (KI, 1 gr).

10 octobre. — Constipée depuis quelques jours (2 pilules de Lutz).

Le 14. — Douches sulfureuses sur le genou,

Le 23. — Toujours même état de l'ulcération — KI, 2 gr.

Le 31. — Exactement même état. Le bourbillon ne se détache nullement. Bords toujours à pic et décollés — KI, 4 gr,

1er novembre. — Le bourbillon est entièrement détaché et le bourgeonnement commence.

Le 9. — Renvoyée. L'ulcération est détergée depuis 8 jours, mais stationnaire depuis.

OBSERVATION LXIX (HARTMANN — BROCA)

Gommes syphilitiques localisés sur un membre variqueux.

Vauj..., Louise, âgée de 25 ans, fille de brasserie, entrée le 26 mars 1884, salle Lugol, n° 27.

Père vivant et bien portant ; mère morte, avait, « des trous aux jambes » semblables à ceux qu'elle montre. Aucun commémoratif syphilitique personnel ; fille de brasserie depuis 4 ans, Boit en moyenne 15 bocks par jour, sans compter les liqueurs. Vit avec un ouvrier qui a eu au régiment « une mauvaise maladie » et présenterait actuellement des taches cuivrées.

Il y a 3 ans, un bouton au mollet gauche ; ulcération de ce bouton. Entre dans le service de M. Lailler (en 1881) (cataplasmes de fécule, teinture d'iode, nitrate d'argent, solution KI et bain sulfureux). Sortie guérie au bout d'un mois.

Il y a 6 mois se cogne contre le marche-pied d'un omnibus ; 15 jours après, tuméfaction rouge à ce niveau (Emplâtre de Vigo). 8 ou 10 jours après, ouverture spontanée qui s'est agrandie depuis. Amélioration passagère par le repos au lit.

26 mars. — Au niveau de la tubérosité antérieure du tibia droit, ulcération irrégulièrement arrondie, de la grandeur d'une pièce de 2 francs, à bords surélevés, entourés d'une zone d'un rose un peu brunâtre, taillés assez nettement, un peu décollés même par places. En dehors, tuméfaction un peu fluctuante. Le fond est occupé par une escarre grisâtre qui baigne dans un liquide sanieux. Un stylet pénètre à une profondeur de 2 cent. environ, mais on n'a pas de contact osseux. En dehors, le stylet file obliquement à une profondeur de 4 à 5 cent. — Douleur lors de la marche. A la partie interne et postérieure du mollet gauche, plusieurs cicatrices arrondies, blanches au centre, brunes à la périphérie, réunies en un groupe d'apparence un peu circinée. Quelques varicosités. A droite, développement exagéré des poils dans une étendue de quelques centimètres

autour de l'ulcération gommeuse. Rien à la gorge; rien sur le reste du corps; face un peu pâle (KI, 2 gr. — Cataplasmes, vin chalybé 60 gr.)

Le 29-30. — (Teinture d'iode).

3 avril. — On enlève deux morceaux d'escarre, en voie d'élimination (KI., 2 gr. — Cataplasmes).

Le 5. — La plaie va très bien; escarre éliminée; tuméfaction en bonne partie disparue, tout semble se recoller.

Le 6. — (Bandelettes).

Le 13. — *Exeat* sur sa demande. La plaie est presque cicatrisée.

6 août. — Rentre dans le service, salle Lugol, n° 25, 8 jours après sa sortie, démangeaisons; s'est écorchée; une autre plaie située tout à côté de l'ancienne s'est produite. (Vigo. Kl). Il y a un mois, plaie de la jambe gauche.

Actuellement : aux deux jambes, plusieurs cicatrices superficielles, souples, gaufrées, arrondies, mobiles, brunes. Une d'entre elles est déprimée et adhère au tibia droit au niveau de la tebérosité antérieure. Un groupe confluent à la partie supérieure du mollet gauche. Trois ulcérations à la partie supérieure de la face antéro-interne de la jambe droite. Ulcérations arrondies, à bords un peu déchiquetés, à fond grisâtre; une autre semblable, large comme une pièce de 2 francs, en avant de la tubérosité antérieure du tibia gauche.

Marche douloureuse; provoque des douleurs dans la cuisse gauche et dans l'aine; là, traînée rouge, indurée et douloureuse, parallèle à la saphène. Un ganglion crural un peu gros et douloureux. Pas de fièvre (Kl 4 grammes).

Le 17. — Cicatrisation complète à droite. Commence à se faire à gauche (Vigo).

Le 21. — Un peu de diarrhée. Céphalalgie. Bon appétit.

Le 29. — Exeat. Reste à gauche une ulcération bourgeonnante grande comme une pièce de 20 cent.

Observation LXX (Hartmann)

Syphilis tertiaire de jambes variqueuses.

Flè... Marie, 38 ans, imprimeuse dans les damiers, entrée le 12 mars 1884, salle Lugol, n° 20.

Père mort du choléra ; mère bien portante ; trois sœurs bien portantes ; quatre frères morts, ne sait de quoi. Réglée à 17 ans ; toujours bien depuis. 3 grossesses, la dernière avant terme (à 7 mois). Les 2 autres enfants sont morts : une petite fille à 3 ans, un garçon à 11 mois. Pas d'antécédents strumeux. Il y a 3 ans, entre pour la première fois dans le service pour une plaie de la jambe droite ; sortie guérie au bout de trois semaines par KI.

En novembre 1883, rentre pour une plaie de la jambe gauche ; sortie le 3 janvier incomplètement guérie. L'ulcération a repris de l'extension depuis.

12 mars. — Sur la face antéro-interne de la jambe gauche, à l'union du 1/3 inférieur avec le 1/3 moyen, ulcération à bords nettement découpés, un peu festonnés mesurant presque trois travers de doigt dans le sens transerval, 2 1/2 dans le vertical ; fond couvert de petits bourgeons, rouges, sanieux dans l'intervalle des bourgeons ; paraissant donner une sécrétion peu abondante. Au-dessus et en dedans, deux ulcérations plus petites (0,20) assez régulièrement arrondies, à bords nettement découpés, creusées en cupule ; une troisième analogue au-dessous et en dehors. Peau des régions voisines rouge, lisse, un peu tuméfiée. Sur la *jambe droite*, dans un point à peu près symétrique, 3 cicatrices de forme générale arrondie, la plus grande circinée, à fond blanchâtre, un peu excavé à bords pigmentés un peu gaufrée. Enrouée depuis 15 jours. Rien dans la gorge. Pas d'albumine. (Lait. catapl. KI 1, gr.).

Le 16. — Alcool glycériné.

Le 21. — Pas d'amélioration (alcool, glycérine, chlorure de zinc 1/200°.

Le 26. — Ne se modifie pas (nitrate d'argent).

31 avril. — Constipation depuis 8 jours (Eau-de-vie allemande 10 gr).

14 mai. — Cicatrisation incomplète, plaie grande comme une large lentille.

OBSERVATION LXXI (PERSONNELLE)

Syphilis. Ulcérations de jambes variqueuses.

Batif..., François, 33 ans, repousseur en cuivre, entre le 17 décembre 1884, salle Bazin, n° 66.

Strume dans l'enfance. Maux d'yeux, gourme, glandes cervicales. Père mort d'accident; mère et un frère bien portants. Marié depuis 3 ans. (Pas d'enfant, pas de fausse couche, femme bien portante). Chancre en mai 1878. Soigné au Midi (M. Simonnet), maux de gorge. Ne s'est pas connu d'éruption; pilules pendant 5 à 6 mois. Un an après, maux de gorge (sirop de Gibert), puis 18 mois à 2 ans sans traitement. Il y a 15 mois, à la suite d'un coup, accidents au membre inférieur droit, au-dessus et en dedans de la rotule. Soigné par M. Guibout (sirop de Gibert et Vigo). Cicatrisé en 8 à 10 jours. Très peu de temps après, le malade a mal à la jambe droite; ulcérations serpigineuses; 5 semaines dans le service de M. Guibout (cataplasmes de fécule, sirop de Gibert et vin de gentiane), sorti cicatrisé. Cinq à six semaines après, début à la jambe gauche. Ne prend plus rien depuis deux mois.

Actuellement : Aux deux jambes dans presque toute leur étendue, peau brunâtre infiltrée, épaissie, indurée; par places, dépressions cicatricielles blanches, à bords assez nets ; ailleurs ulcérations sanieuses, à bords à pic; quelques-unes recouvertes de croûtes jaunes et molles, d'autres, plus petites, recouvertes de croûtes sanguinolentes. A la jambe gauche, face postérieure à peu près saine. A la jambe droite, la lésion fait tout le tour sur la moitié inférieure et sur la face antéro-interne du cou-de-pied, ulcération étendue, serpigineuse, à bords sinueux, à fond grisâtre ; présentant de petits points, creusés d'ulcérations assez régulièrement arrondies. Homme un peu maigre, yeux un peu excavés.

Quelques légères varices, travaille constamment debout. Rien sur le reste du corps. Depuis déjà longtemps crampes dans les jambes et fourmillements. Ongles un peu cannelés, déformés, jaunes, cassants (Cataplasmes, bains sulfureux, KI, 1 gr.).

19 décembre. — (KI, 2 gr.). Le 20. — Ulcérations bien détergées (bandelettes). Le 28. — Va très bien. Se cicatrise rapidement. 21 janvier. — Exeat.

OBSERVATION LXXII (HARTMANN)

Syphilis ancienne. Lésions ulcéreuses et cicatrices des membres inférieurs qui sont variqueux.

Vill..., Emile, 50 ans, cordonnier, entré le 2 avril 1884, salle Bazin, n° 33.

N'a pas connu ses parents. Fièvre typhoïde à 21 ans, trois enfants : 1 mort en naissant ; un 8 jours après sa naissance, et un du croup, à 2 ans.

Chancre de la verge il y a 21 ans, suivi d'une éruption à la peau. Il y a 9 ans, début de l'éruption actuelle à la partie externe du pied droit. L'éruption a fait tout le tour du pied, se cicatrisant en un endroit, s'étendant à un autre (Bains d'amidon. Pommades diverses).

2 avril. — Actuellement sur toute la moitié interne du cou-de-pied droit et sur la moitié postérieure du bord interne du même pied, éruption limitée par un bord très net, de forme circinée, un peu saillant, couvert de squames grisâtres qui laissent à nu, lorsqu'on les enlève, un liséré un peu saillant, de coloration jambonnée. Au centre de la plaque, augmentation de la pigmentation et quand on cherche à plisser la peau à ce niveau, on voit qu'elle est infiltrée d'une façon très notable. Au-dessus de cette plaque, sur la partie inférieure de la face externe de la jambe, zone de peau limitée par un contour circiné, de couleur brunâtre, traces de lésions antérieures,

actuellement cicatrisées. Plaque de la région interne exulcérée en 2 points ; en un autre, une sorte de fissure. L'infiltration de la peau y est beaucoup moins marquée que sur la plaque externe. La lésion s'avance sur la plante du pied se terminant là très nettement par un bord un peu circiné où l'épiderme des parties saines semble comme découpé par suite de la desquamation qui a lieu sur les bords de la plaque. Développement considérable des ganglions cruraux du côté droit, que le malade a aperçu il y a 3 jours seulement. Cicatrices multiples brunâtres sur le tibia, datant de la fièvre typhoïde (aurait eu à ce niveau une série d'abcès). Varices et varicosités sur les membres inférieurs (4e degré. Bains. Cataplasmes. KI, 1 gr.).

6 avril. — Les croûtes tombées, on constate qu'il n'y a *presque pas de saillie* des bords, qui offrent une coloration un peu cuivrée, tout à peine exulcérés en quelques endroits. Le centre de la plaque externe, qui paraît épaissi, se montre aujourd'hui avec un aspect nettement papillomateux ; on distingue une foule de petites saillies papillaires juxtaposées (Alcool glycériné. Pommade à l'iodhydragyrate). Le 23. — Exeat ; amélioré.

OBSERVATION LXXIII (HARTMANN)

Ulcères syphilitico-variqueux.

Perrig..., 49 ans, journalière, entre le 2 avril 1884, salle Lugol, n° 16.

Mère morte il y a 12 ans hémiplégique, père il y a 10 ans phtisique. 2 sœurs bien portantes, 1 frère et 2 sœurs mortes phtisiques. En novembre 1882, éruption généralisée à tout le corps. Traitée 6 semaines à Tenon. En même temps grands maux de tête. Vers Pâques en 1883, traitée 6 semaines, par M. Lailler : mal de gorge, boutons sur la langue (KI, pilules).

En juillet, ulcération à la partie supéro-externe de la jambe gauche, et éruption sur le genou droit. Trois mois dans le service (pilules), 2 mois après, nouvelle ulcération toujours sur la jambe gauche. Traitée jusqu'en janvier 1884 dans le service (pilules).

Il y a 15 jours, nouvelle ulcération. Enrouée depuis 3 ou 4 jours. Réglée à 16 ans, toujours assez bien. Dernière apparition, il y a 12 jours, durant encore actuellement. Tousse depuis un an. — 8 enfants; il en reste un de 22 ans, l'avant dernier; les autres sont morts à 7 mois des convulsions; 2 avril. — *Jambe gauche.* Au devant de la tête du péroné, cicatrice, irrégulièrement elliptique circinée, déprimée blanche, pigmentée sur les bords. Sur la partie moyenne, cicatrice d'un brun violacé, squameuse. Au-dessous de la malléole externe deux ulcérations, l'une elliptique à grand axe transversal, (environ 3 cent.), l'autre arrondie irrégulière, plus en avant (20 cent.); toutes deux à fond un peu excavé, assez inégal, non bourgeonnant, jaunâtre, avec un pointillé d'un rouge un peu violacé; à bords, se continuant avec le fond violacé, un peu squameux; cette teinte violacée s'étend dans plusieurs centimètres autour. En y regardant de près on voit qu'elle est en bonne partie constituée par des varicosités. A la partie interne, en avant du tendon d'Achille, ulcération irrégulièrement découpée dont les bords sont un peu taillés à l'emporte-pièce, plats, d'un rouge un peu violacé, avec un ou deux points jaunâtres. Petite exulcération à côté. Toute la région est violacée, un peu infiltrée, douleur à la pression autour des ulcérations. *Jambe droite;* à la partie moyenne de la région externe, petite ulcération, un peu plus grande qu'une lentille irrégulièrement arrondie, couverte d'une croûte, à bords découpés, entourés d'une auréole violacée offrant un piqueté comme purpurique.

Le pourtour du genou est occupé par une série de taches brunâtres, dont quelques-unes offrent un caractère plus nettement cicatriciel avec exagération des rides cutanées. Varices et varicosités bilatérales, tachés brunes. Au-dessous de la partie externe du coude gauche, plusieurs cicatrices d'abcès, venus il y à 7 ans environ. Rien dans la gorge ni sur le reste du corps. Malade amaigrie.

Réseau veineux sur la partie supérieure du thorax. *En avant,* rien à la percussion.

A l'auscultation, respiration soufflante des deux côtés.

En arrière. Rien à la percussion. A l'auscultation murmure respi-

ratoire assez faible ; pas de craquements ni de râles (Cataplasmes.
2e degré, sp. de ferioduré à 5 °/o).

5 avril. — Bandelettes.

Le 8. — Nitrate d'argent. — Bandelettes.

14 mai. — Sort bien améliorée. — Pour combien de temps ? (de la
main de M. Lailler).

OBSERVATION LXXIV (HARTMANN)

Syphilis probable. — Ulcérations ecthymateuses, à la jambe gauche surtout.

May..., Hippolyte, 34 ans, typographe, entre le 18 janvier 1884,
salle Bazin, n° 42.

Père, mère, un frère, une sœur en bonne santé. Un frère mort (?)
à deux ans.

Bonne santé habituelle. Il y a quinze ans, ablation de l'amygdale
gauche. Abcès dans la gorge, il y a un an, un autre il y a trois mois.

Chancre il y a cinq ans, traité au Havre, par vin aromatique et
liqueurs de Van Swieten. Il y a trois ans, éruption sur les membres
inférieurs, guérie en deux mois par des topiques sans traitement
interne. Il y a deux ans, éruption analogue, guérie en quinze jours,
dans le service de M. Guibout (Liqueur à l'intérieur, cataplasmes de
fécule). Il y a un an éruption peu marquée l'ayant laissé travailler.
Il reste toujours une plaque sur la jambe, mais sans bouton à la surface. Récidive il y a quinze jours ; travail cessé depuis dix jours.

18 juin. — *Jambe gauche*. Sur la plus grande partie de la région
interne et postérieure, large plaque, mal limitée, où la peau est rouge,
squameuse ; sur elle, quinze à vingt éléments éruptifs, de forme irrégulièrement arrondie, de dimensions variant d'une lentille à une
pièce de 50 cent., formés d'une croûte irrégulière, jaunâtre, qui
semble recouvrir une ulcération. En pressant sur la croûte, on fait
sourdre de ses bords un pus rougeâtre. Sur le reste de la jambe,
quelques éléments éruptifs séparés, entourés d'une auréole rouge ;
surtout cicatrices, de la dimension d'une pièce de deux francs, arron-

dies, blanches, lisses et déprimées au centre, pigmentées à la périphérie.

Jambe droite. Lésions analogues, mais moins marquées. Varices et varicosités des membres inférieurs; ongles normaux. Engorgement ganglionnaire crural des deux côtés. Cicatrices d'abcès dans l'aine gauche (consécutif à des chancres, il y a cinq ans).

Cicatrice de brûlure sur l'avant-bras gauche.

Amygdale droite volumineuse.

Rien dans la gorge ni sur le reste du corps.

Liséré saturnin peu marqué (met les caractères d'imprimerie dans la bouche).

(Cataplasme. Bain. 4e degré. KI, 1 gr.).

Le 21. — Ni sucre ni albumine dans les urines.

Les croûtes tombées par cataplasmes, on trouve à nu des surfaces en général assez arrondies, plutôt exulcérées qu'ulcérées à proprement parler, à fond assez égal, peu bourgeonnant presque de niveau avec la peau des parties voisines qui offre une teinte rose plus animée que ne le sont en général les lésions spécifiques-(Nitrate d'argent, cataplasmes).

Le 23. — (Nitrate d'argent. Alcool glycériné).

Le 27. — Exeat. Amélioré.

OBSERVATION LXXV (PERSONNELLE)

Syphilis tertiaire. Varices. Ulcérations serpigineuses de la jambe gauche.

Sorn.., Ernest, 26 ans, boulanger, entré le 27 août 1884, salle Bazin, n° 27.

Syphilis en 1878. Chancre; plaques muqueuses buccales. En 1808, soigné chez M. Fournier pour des boutons d'hydroa disséminés. N'a pas eu d'autres manifestations que celle dont il est, actuellement porteur; quelques varices légères au membre inférieur gauche, antérieures à la vérole.

Actuellement, sur la moitié gauche du scrotum, quelques plaques indurées, rouges, qui persistent depuis la syphilis. A la moitié inférieure de la jambe gauche, en faisant tout le tour, mais s'élevant davantage en avant, région où la peau rouge, vernissée par places, ailleurs recouverte d'épiderme blanc macéré et violacé, épaissie, indurée ne se laisse pas plisser par le doigt offre surtout vers la circonférence, des ulcérations irrégulières, à fond inégal, sanieux, une surtout d'entre elles, centrale, est déchiquetée et a un fond blanc.

Début il y a 3 ans, sous forme d'une ulcération devenue serpigineuse et dont la cicatrice a laissé la peau dans l'état précédemment décrit : bandelettes de diachylon. A la face interne de la cuisse, un peu au-dessus du condyle, plaque analogue, remontant à 3 mois et sur laquelle on voit 2 ulcérations arrondies, un peu creusées (KI, 2 gr. Vigo).

11 août. — KI, 3 gr.

Le 19. — Entièrement cicatrisé. Peau rouge, épaissie, indolente au lieu qu'auparavant elle était fort sensible à la pression.

Le 27. — Exeat. Entièrement cicatrisé.

OBSERVATION LXXVI (Personnelle)

Syphilis. Etat variqueux du membre gauche surtout qui présente à la jambe et au pied des ulcérations avec état papillomateux.

Sab... Jules, âgé de 34 ans, serrurier, entré le 16 juillet 1884, salle Bazin, n° 27.

En 1872, chancre avec chaudepisse ; depuis, quelques signes de syphilis. A maintenant encore aux régions inguinales de petits ganglions durs, indolents, parallèles à l'arcade crurale. A l'avant-bras gauche, sur le bord radial et en arrière, il a une cicatrice exclusivement cutanée, souple provenant d'une ulceration survenue en 1874 sans cause connue. Varices depuis 1870 ; restées légères à droite. A gauche, ont peu à peu pris un développement considérable et y forment des saillies serpentines, bosselées, bleuâtres, qui se prolongent à la cuisse. Aux 2/3 inférieurs de la jambe. elles sont marquées par l'épaississement et l'induration de la peau. Celle-ci est infiltrée, immobile sur la partie profonde ; la surface, dépourvue des poils en avant et en dedans, est irrégulièrement parsemée de dépression et de mamelons. Par places, quelques fissures suintantes sans caractère déterminé. Sa couleur est d'un rose assez vif, uniformes pas de pigmentation. Vers le haut, l'induration se dissipe progressivement, et à la limite, il existe quelques ulcérations arrondies, à bord à pic, à fond grisâtre et le malade raconte que l'état actuel de la peau a succédé à une série de lésions de ce genre, s'étendant graduellement à mesure que les parties centrales se cicatrisaient. Vers la partie inférieure de la jambe l'induration va en augmentant et à la malléole interne il y a une surface exulcérée, suintante, nettement papillomateuse, le même état existe à la plante du pied, dont la face dorsale est saine. Un ganglion crural vertical et lumineux, dur, indolent. (KI, 1 gr. Cataplasmes. Bains d'amidon).

25 juillet. — Déjà amélioré (Semelle d'emplâtre de Vigo).

Le 28. — Etat toujours papillomateux. Mais l'épiderme se reforme.

1er août. — L'épiderme plantaire est reformée ; peau assez lisse et souple.

Le 8. — Exeat. Tout est cicatrisé. L'induration de la peau de la jambe persiste. La plante du pied est un peu rouge.

Rechute un mois après. Rentré dans le service le 10 septembre dans le même état qu'à son premier séjour. Encore traité par le Vigo et l'iodure de potassium. Sorti guéri des ulcérations le 8 décembre. Peau toujours indurée.

Observation LXXVII (Hartmann — Broca)

Mar... François 63 ans, entre le 22 octobre 1884, salle Bazin, nᵒ 28.

Aucun antécédent strumeux. Père mort à l'âge de 69 ans. Mère morte à 78 ans. Deux filles qui se portent bien, nées avant qu'il ne contractât son chancre. A eu 6 frères ; 5 sont morts (?). Celui qui reste se porte bien. Il y a une vingtaine d'années fièvre typhoïde ; soigné à Lariboisière. Jamais d'autres maladies. A l'âge de 28 ans, chancre à la verge, suivi d'une éruption à la peau. Dix ans après le chancre, plaies sur les bras et à la jambe ; entré pour cela en 1859 dans le service de M. Hardy. Sept semaines de séjour. Sorti très amélioré (KI). Resté 18 ans sans rien ressentir.

Puis il y a 4 ans, les mêmes ulcérations se sont reproduites ; entré dans le service de M. Lailler : (KI, cataplasmes et diachylon). Séjour de 2 mois 1/2. Sorti guéri. 18 mois après, nouvelle entrée, 8 semaines de séjour. Depuis plus de deux ans aurait perdu le goût, sauf pour les saveurs sucrées.

6 mai. — A gauche. Peau de la jambe dans sa plus grande partie épaissie, comme infiltrée. (Les tours de la bande que se met le malade y ont laissé leur empreinte), lisse de teinte variant du blanc au pigmenté et rappelant comme aspect celui d'un membre atteint d'eczéma chronique et desquamé. En quelques points, exulcérations suintantes : a la partie inférieure où l'infiltration est maxima, les limites sont indécises.

En haut, au contraire, l'infiltration disparaît avant les limites de la plaque, et celle-ci se termine par un bord très net, circiné, offrant un aspect blanc cicatriciel, entouré d'une zone pigmentée. Les cicatrices se prolongent sur la partie externe du genou et à la cuisse, s'étendent sur la face antérieure sous la forme d'une plaque rose, pigmentée, cicatricielle plus grande que la paume de la main, marginée, sur laquelle on voit en différents points, surtout sur les bords, des croûtes jaunâtres, sèches, se détachant presque comme des squames, et laissant au-dessous d'elles, une surface rose, légèrement saillante. Au-dessus de cette plaque, un certain nombre de cicatrices un peu plus grandes qu'une lentille, blanches, déprimées. *A droite.* Au niveau de la partie inférieure de la région interne de la cuisse, plaque grande comme la moitié de la paume de la main, assez régulièrement arrondie, offrant un centre cicatriciel pigmenté, des bords analogues à ceux décrits du côté opposé. Sur la jambe, quelques cicatrices peu profondes, irrégulières, blanches.

Eruption occupant la moitié inférieure de la face externe du bras droit et la partie supérieure de la face externe de l'avant-bras, formée de petits tubercules d'un rose un peu violacé offrant par places une teinte un peu cuivre sale et se réunissant pour constituer des bords circinés, infiltrés, entourant des plaques un peu roses. Au-dessous, sur la face externe de l'avant-bras cicatrices lisses, blanches, de forme un peu irrégulière. Epididyme gauche volumineuse, bosselée dure. Rien dans la gorge. Quelques cicatrices irrégulières, blanches, sur le bas-ventre. Cicatrice sur l'épine scapulaire droite. Quelques taches de purpura sénile sur le tronc. Douleurs dans les reins et dans le genou gauche, douleurs presque continuelles dans la tête pâle, anémique, cachectique.

Urines claires, sans sucre ni albumine. Foie de dimensions normales (2e degré, Bain. Cataplasme. Vigo, Chloral, 2 gr.

Le 13. — Le Vigo a déterminé vésication (Cataplasme; piqûre de morphine, plus de chloral.

Le 15. — Peau un peu trop macérée (Eau glycérinée).

Le 22. — Douleurs de reins presque continuelles (10 ventouses sèches).

Le 23. — Soulagement.

Le 25. — *Exeat* sur sa demande.

Rentré le 30 juillet 1884, salle Bazin, n° 33.

Poussée d'ulcérations ecthymateuses et croûteuses aux membres supérieurs.

A la jambe, peau rouge, indurée, unie ; à la périphérie pigmentation et ulcérations (KI, 4 gr.).

Exeat. — 24 août. Ulcérations cicatrisées.

Entre de nouveau le 22 octobre 1884, salle Bazin, n° 28.

Sur toute la jambe gauche, couleur violacée, aspect cicatriciel. Quelques-unes de ces cicatrices sont blanchâtres ; à la partie inférieure du membre, quelques squames grisâtres se détachant facilement. A la partie supéro-interne, une ulcération très superficielle à forme allongée, à bords irréguliers ; fond rouge, bourgeonnant, en voie de réparation, un peu suintant ; un peu en dedans de cette ulcération, une 2e plus petite recouverte d'un enduit blanchâtre ; les tissus environnants sont lisses et de couleur violacée. A la partie postérieure et inférieure de la même jambe un peu au-dessus d'une ligne droite dirigée d'une malléole à l'autre, ulcération assez profonde, ovale, à grand diamètre dirigé en bas et en dehors ; bords nettement découpés ; fond grisâtre et piqueté de rouge ; suintement sur les bords, d'un liquide incolore autour couleur violacée. La partie inférieure de ce membre a une consistance indurée, tandis que la partie supérieure est molle, sans toutefois se plisser aisément.

Des deux côtés, sur le dos du pied, après la station debout, les veines sont manifestement dilatées. A droite, à la partie supérieure du mollet, près de la ligne médiane, bosselure variqueuse très nette, d'où part une varice serpentine qui se dirige vers le condyle interne. Sensibilité à l'épingle normale. Chaud perçu froid. Froid bien senti. Sur la face postérieure de la cuisse droite, éruption ecthymateuse formée de trois taches arrondies recouvertes de croûtes, épaisses, sèches, grandes comme une pièce de 1 franc, de couleur noirâtre ; la peau sur le pourtour de ces plaques est cuivrée. Une tache un peu moins foncée en haut, à la cuisse ; cicatrices multiples assez profondes. Sur la partie externe du bras droit, peau cicatricielle brunâtre ; sur la face postérieure de l'avant-bras *grande cicatrice blanchâtre, cutanée et souple.* Sur la face interne du bras gauche, cicatrices de même aspect et de même nature.

Au-dessus du sourcil gauche, cicatrice très profonde en demi-cercle (coup de pied de cheval). A la face, sur la lèvre supérieure, de chaque côté des commissures éruption formée par quelques boutons non suintants ; quelques-uns présentent à leur centre une croûte noirâtre. Aucune cicatrice au cuir chevelu.

A face interne du cubitus gauche, deux exostoses, une en haut et une en bas de la diaphyse ; la peau rouge, tendue, luisante en cet endroit. Pression douloureuse. (KI 1 gr. Pommade à l'Iodrargyrate sur les ulcérations).

21 novembre. — Plaies cicatrisées. Etat général bon.

15 décembre. — (KI 3 gr. La tuméfaction du cubitus est devenue plus généralisée et plus diffuse.

21 janvier 1885. — Exeat. Amélioré.

Observation LXXVIII (Personnelle — Résumé)

Ulcère syphilitique de jambe ayant mis à nu le jambier antérieur.

Mor..., 34 ans, journalière, entrée le 26 novembre 1885, salle Lisfranc, nº 13 (Service de M. Verneuil).

Syphilis de 13 ans, après une couche. Hemiplégie droite depuis 4 ans survenue brusquement sur la voie publique. Depuis ce moment prend de l'iodure.

Depuis 10 ans, plaies aux jambes ; amélioration et aggravation successives.

Actuellement. Varicosités légères. Ongles altérés. 1/3 inférieur des deux jambes pigmenté (couleur café au lait) à droite, cicatrices : une en dehors vaste, irrégulière. D'autres isolés, arrondies. Couleur fort peu pigmentée. Une croûte d'ecthyma à la cuisse. A gauche, cicatrices arrondies disséminées : au 1/4 inférieur, ulcère transversal occupant les 3 faces externe, antérieure et interne. Au fond, on voit se mouvoir, dans le mouvement du pied, le tendon, rose et granuleux du jambier antérieur (KI 2 gr. Emplâtre de Vigo).

Amélioration lente. N'est pas encore cicatrisée le 15 janvier.

Observation LXXIX (Hartmann)

Syphilis ancienne. Ulcère fongueux d'une jambe variqueuse ayant perforé l'aponévrose.

Gas..., 49 ans, mécanicien, entré le 2 avril 1884, salle Bazin, nº 23.

Père mort à 78 ans. Mère morte à 59 ans, hémiplégique. 1 frère mort phtisique à 33 ans, 1 sœur morte phtisique à 24 ans, une autre à 57 ans. A un garçon de 20 ans, diabétique (?). Il y a 24 ans, plaie de la jambe droite, 7 mois d'hôpital, dont 4 gravement malade. Sédillot, à Strasbourg, conclut à la non amputation. Il y a un an petite ulcération venue sans cause sur la cicatrice. En février et mars aurait eu, d'après son médecin, 2 poussées érysipélateuses sur la partie inférieure de la jambe.

En 1854, 68 jours à l'hôpital, traité par des pilules protoiodure et des injections pour une blennorrhagie. Un peu mal à la gorge et aux gencives à la suite des pilules. Fluxion de poitrine (?) ayant nécessité 40 jours d'hôpital en 1870.

2 avril. — Large cicatrice sur la plus grande partie de la face antero-interne de la jambe droite, lisse, luisante, un peu irrégulière, adhérente à la face interne du tibia. Un peu au-dessous de la partie moyenne de la jambe, ulcération de forme un peu irrégulière (environ 4 centim. dans le sens vertical, 2 dans le transversal) à bords se continuant avec le tissu cicatriciel environnant, à fond rempli de bourgeons surélevés, fongueux, un peu grisâtres. Au-dessous, ulcération plus petite qu'une lentille taillée à l'emporte-pièce, à fond grisâtre. Sur la peau du membre inférieur, un certain nombre de squames, traces de vésicules desséchées. Varices et varicosités.

Jambe atrophiée, plus courte que l'autre.

Ongles normaux. Homme vigoureux. Constipation. Pas d'albumine.

Le 4. — (Nitrate d'argent. Cataplasme fécule).

Le 5. — (Pastilles de Canquoin sur l'ulcération).

Le 11. — (Bandelettes. Nitrate d'argent).

26 mai. — Etat stationnaire (nitrate d'argent. Pommade oxyde de zinc et nitrate d'argent).

Le 29. — Styrax.

14 juin. — L'ulcération ne se modifie presque pas. Le malade se plaint de manquer d'appétit, de toujours souffrir un peu du ventre. (Teinture de noix vomique, quassia amara. Vin aromatique localement).

Le 21. — Nitrate d'argent. Diachylum.

Le 28. — Peu d'amélioration. Lorsque le malade contracte les muscles de la région postérieure, on voit que l'ulcération comme la peau avoisinante suit les mouvements de la masse musculaire sous-jacente.

27 août. — La peau reste anesthésique, elle ne sent point le froid d'un verre que l'on applique sur elle.

3 septembre. — Exeat. Ulcère cicatrisé. Peau reste indurée.

Observation LXXX (Raymondaud).

Thom..., Mélanie, marchande de vins, 38 ans, entrée le 7 août 1878, salle Ste-Foy, n° 19.

Bonne santé habituelle, mariée depuis 5 ans ; pas d'enfant, bien réglée. Varices depuis plusieurs années. En arrivant à Paris en 1864, paraît avoir eu une poussée d'eczéma sur les bras et les épaules.

L'année suivante, quelques boutons se seraient encore produits sur les bras. Rien depuis cette époque.

Il y a 4 ans, érysipèle de la face. Il y a 9 mois, petite plaie à la malléole externe gauche, à l'occasion d'un coup. Puis petites pustules ; elles ont laissé des ulcérations à fond rougeâtre qui disparaissaient au bout de quelque temps ; alors nouvelles petites plaies formées de même. Un médecin a fait prendre des préparations mercurielles qui n'ont pas amené d'amélioration notable. Il y a trois semaines, petits boutons sur les bras, les uns très petits et ne suppurant pas ; d'autres plus gros ont pris le caractère de pustules.

Etat actuel : Varices développées aux deux jambes ; la malade se tient constamment debout. A gauche, cicatrice à la malléole externe ; sur la jambe, plusieurs petites ulcérations assez régulièrement arrondies, à bords non décollés et rouges, à fond rouge et granuleux. La peau voisine est rouge. Près de ces ulcérations, petites pustules qui auraient été le point de départ des ulcérations actuelles. Quelques ulcérations semblables sont à peu près cicatrisées. Un peu d'engorgement des ganglions inguinaux. Peu d'ulcérations à droite. Sur les avant-bras, éruption eczémateuse et impétigineuse. Dans la saignée, au bras droit, une plaque assez large d'eczéma suintant, un peu jaunâtre ; sur l'avant-bras gauche, quelques petits boutons rouges en voie d'évolution. Sur les deux avant-bras, boutons assez nombreux, recouverts d'une croûte jaunâtre, molle. Sur les épaules, éruption récente de boutons rouges eczémateux.

8 août. — L'aspect des ulcérations des jambes donne l'idée de spécificité, malgré les dénégations de la malade au sujet de toute

autre manifestation de la diathèse et en se rapportant aux ordon
nances du médecin de la malade qui a prescrit des pilules mercurielles, on essaie une médication spécifique. (Pilule 1 KI. Vigo sur les
jambes. Cataplasmes sur les bras).

Le 12. — La rougeur est sensiblement diminuée, mais elle est encore considérable. Les petites ulcérations ont un bon aspect et semblent tendre à la cicatrisation. M. Gouguenheim, croit à un état simplement inflammatoire entretenu par les varices. Compresses d'eau
de sureau.

Le 18. — La rougeur des jambes a beaucoup diminué ; les varices
ont presque complètement disparu, grâce au repos absolu ; mais
les ulcérations ont notablement augmenté d'étendue, quelques-unes
se sont nouvellement formées, le fond est grisâtre, peu granuleux,
les bords pâles.

Restitution du traitement spécifique. Eruption des bras en très
bonne voie.

Le 25. — Aux avant-bras, éruption presque complètement disparue ; restent quelques croûtelles avec un peu de desquamation par
places. Aux jambes, presque pas de changement, les ulcères n'ont
pas diminué, mais le fond est un peu plus vif et un peu plus re-
levé.

Le 30. — Quelques-unes des ulcérations des jambes se cicatrisent,
mais modifications peu rapides.

Le 31. — La malade est rappelée chez elle avant guérison. Aux bras,
guérison achevée, mais aux jambes, la plupart des ulcères persistent ;
cependant, comme l'administration d'iodure de potassium n'a pas
semblé donner de résultat, la malade ne continuera chez elle qu'un
traitement local par application d'emplâtre de Vigo.

3 septembre. — La malade vient à la visite. La cicatrisation a fait
quelques progrès depuis son départ. A continuer le même traitement.

Observation LXXXI (Audouard)

Eczéma et ulcère variqueux chez un syphilitique.

Vill..., Xavier, 38 ans, monteur en bronze, entre le 8 novembre 1876, salle St-Mathieu, n° 54.

Apparences d'une bonne santé. En 1870, blessé à la jambe gauche, par un éclat d'obus ; tibia fracturé. Il a depuis sur la face antérieure de la jambe, une plaque rougeâtre, qui desquamait sans cesse. Varices aux deux jambes depuis 5 ans.

En 1874-75 soignée dans le service de M. Lailler, pour un chancre induré du méat. Il y a 15 jours environ, a eu une poussée d'eczéma à la jambe gauche au niveau de la plaque rouge. Il a reçu un coup à ce niveau, et la jambe a gonflé. Il a dû garder le lit jusqu'à son entrée à l'Hôpital.

Jambe gauche couverte de varices. A la partie moyenne, sur la face antérieure, peau d'un rouge violacé, douloureuse à la pression, démangeant par intervalles. Le membre a déjà diminué de volume. Sur le milieu de la plaque, au point où le malade a reçu un coup, peau ulcérée. Une petite exulcération arrondie au-dessus de la malléole interne. Pas d'adénite inguinale (Bain savonneux. Cataplasmes de fécule).

Le 19. — La plaie commence à bourgeonner. (Bandelettes de diachylum).

7 décembre. — L'ulcération sur la face antérieure de la jambe gauche persiste (Attouchement avec chlorure de zinc).

3 janvier. — Sorti amélioré.

Observation LXXXII (Résumé — Karth)

Desp..., Louis, 59 ans, cuisinier, entré le 7 décembre 1881, salle St-Mathieu, 63.

Mère variqueuse, varices depuis 20 ans, d'abord seulement à gauche. Syphilis il y a 20 ans.

Depuis une quinzaine de jours « éruption eczémateuse à la région malléolaire interne du pied gauche, caractérisé par une surface rouge, suintante, irrégulière, mesurant environ 4 à 5 cent. d'étendue, siège d'une assez vive démangeaison et parsemée de petites ulcérations arrondies et comme taillées à l'emporte-pièce. »

Observation LXXXIII (Personnelle)

Eczéma et ulcères variqueux à la jambe gauche.

Delama...., Louis, 45 ans, jardinier, entré le 5 novembre 1884, salle Bazin, n° 38.

Père mort d'un érysipèle, mère se porte bien. Ne sait pas si ses parents avaient des varices. Pas de gourmes dans l'enfance. Pas d'antécédents rhumatismaux. Nie toute syphilis, pas de fourmillements, mais depuis longtemps déjà, la jambe gauche enfle le soir; depuis 1867 y connaît des varices.; auparavant déjà sujet à avoir quelques crampes. Depuis 1867 rougeur au tiers inférieur de la jambe, Depuis 8 jours, gonflement notable, douleurs, démangeaisons; un peu d'engorgement et de douleur des ganglions cruraux.

Actuellement. Sur la moitié inférieure de la jambe, peau rouge, indurée, infiltrée; sauf à la partie postérieure qui est normale. Cette peau est parsemée d'exulcérations arrondies, les unes à vif, un peu déprimées, les autres croûteuses. Sur la face interne, squames sèches, abondantes et à la partie supérieure, petites taches pigmentaires; face interne du tibia manifestement hyperostosée. Ongles et système pileux normaux. Varices notables à la partie supérieure au mollet et à la face inféro-interne de la cuisse. Peu de veinosités intra-cutanées. La sensibilité à l'épingle est un peu diminuée. Le froid et le chaud sont indifférents; n'a plus de crampes dans les jambes. (Cataplasmes).

7 novembre. — Peau rouge, luisante, lisse. Tendance à la dégéné-

rescence papillomateuse à la face interne. Ulcérations taillées à pic, quelques-unes ont un fond bourbillonneux entouré d'un sillon nettement délimité. Les ulcérations au début sont arrondies, à pic, grande comme des têtes d'épingles.

Le 18. — *Exeat.*

OBSERVATION LXXXIV (PERSONNELLE)

Eczéma variqueux avec quelques pustules d'ecthyma.

Membi..., Mathieu, 60 ans, Forgeron, entré le 22 octobre 1884, salle Bazin, n° 38.

Ne semble pas syphilitique. Nie tout alcoolisme, ne croit pas que ses parents aient eu des varices. Père a eu des rhumatismes. Lui-même n'en a pas eu. S'est aperçu qu'il a des varices depuis 3 ou 4 ans. Depuis, a commencé à avoir les jambes enflées le soir, crampes dans les mollets, fourmillements ; n'en aurait pas eu auparavant. Début de la lésion actuelle de la jambe, il y a environ 4 mois, et depuis cette époque, les bosselures variqueuses seraient devenues moins volumineuses ; travail cessé depuis une quinzaine de jours.

Actuellement. OEdème léger de la jambe gauche ; teinte violacée du dos, du pied et des régions malléolaires. Veines dilatées et un peu irrégulières sur le dos du pied et surtout à la partie interne du mollet et on sent à la cuisse, la saphène indurée. Etat sensiblement le même à droite, également sur la saphène interne. De ce côté pas d'œdème.

Sur la moitié inférieure de la jambe gauche, sauf en arrière, peau rouge, épaisse, indurée, manifestement exulcéré, mais on ne peut rien voir sous un magma de charpie et de croûtes. Sur cette région, froid perçu chaud ; chaud perçu exactement, mais diminué. Sensibilité à l'épingle semble à peu près normale, sauf en dehors où elle est notablement émoussée. Système pileux normal. Sueurs normales. Ongles très déformés, épaissis, rugueux, friables ; mais le malade raconte que marchant nu-pieds et au froid dans la montagne, il a toujours eu les ongles ainsi.

23 octobre. — Le magma de croûtes, de cérat et de charpie est décollé. On voit que la peau est rouge, peu indurée, parsemée d'exulcérations ecthymateuses arrondies (Cataplasmes).

5 novembre. — La peau est encore rouge, assez souple, les exulcérations sont cicatrisées ; il reste encore un piqueté rouge eczémateux. *Exeat*.

OBSERVATION LXXXV (PERSONNELLE)

Ecthyma des membres inférieurs variqueux.

Jac..., Félix, 58 ans, journalier, entré le 13 août 1884, salle Bazin, nº 50. Ne semble pas syphilitique. A des varices aux membres inférieurs depuis 7 ou 8 ans. S'est toujours bien porté. Ne semble pas alcoolique. L'affection actuelle a débuté il y a environ 20 jours par de petits boutons qui se sont progressivement ulcérés. Ils sont tous venus en une seule poussée, spontanément.

Actuellement: A la jambe gauche, plusieurs cicatrices brunes, lisses, souples, un peu squameuses. A la jambe droite peau brune pigmentée et c'est de ce côté que les varices se sont développées ; flexueuses, assez volumineuses. Une dizaine d'ulcérations larges comme une forte lentille, circulaires, taillées à pic, à fond atone, entourées d'une peau rouge, indurée, lisse, épaissie. Pas de lymphangite pas d'adénite. Rien sur le reste du corps. 3 septembre. *Exeat* guéri.

OBSERVATION LXXXVI (THIBIERGE)

Ecthyma de la jambe droite avec croûtes de rupia. Varices.

Pars..., 41 ans, peintre en bâtiments, entre le 21 septembre 1882 (service de M. E. Besnier).

Travaille dans la peinture depuis l'âge de 13 ans. N'a jamais eu ni coliques ni paralysies. Jamais de maladie sérieuse jusqu'il y a 3 ans. Alors, soigné par M. Besnier, pour une affection cutanée siégeant à la partie supérieure du thorax, en avant et en arrière, (caoutchouc). Avait en même temps une éruption dans le cuir chevelu. Etant soldat, a eu un écoulement urétral pendant deux mois ne se rappelle pas avoir eu de chancre. Il y a 2 ans, a reçu sur la crête du tibia droit un coup qui a déterminé la production d'une ulcération, qui a persisté près d'un mois; a reparu spontanément l'an passé, et il est toujours resté une croûte à ce niveau. Il y a 3 mois, antour de cette croûte persistante, petits boutons sous forme de cloques. N'a suivi aucun traitement, et alors, croûtes, qui ont toujours persisté et se sont multipliées à la suite de nouvelles cloques purulentes. Pas d'excès alcooliques accidentels. Boit par jour un litre et demi de vin environ et un petit verre. Alimentation convenable. A travaillé jusqu'à ces jours derniers.

Etat actuel. — A la partie inférieure et antérieure de la jambe droite, plaque rouge, large comme deux fois la paume de la main, dont la coloration est plus intense en bas qu'en haut : sur elle : légère desquamation épidermique blanche. De plus, surtout à sa périphérie et principalement sur son bord inférieur, croûtes sèches, brunâtres, feuilletées, assez épaisses, de la dimension d'une pièce de 0,20 centimes environ, recouvrant des ulcérations arrondies, les unes presque entièrement cicatrisées, les autres rouges et laissant suinter une sérosité presque transparente ou légèrement jaunâtre. A la partie interne, trois ou quatre soulèvements épidermiques bulleux remplis de pus séreux, quelques varicosités peu développées. Pas de varices à gauche, pas de lésions semblables sur le reste du corps. Seulement, sur la partie supérieure et antérieure du thorax, disséminées sur une surface plus large que la paume de la main, petites taches rouge pâle, larges comme une lentille, ne disparaissant pas par la pression, et sur la même région une dizaine de taches légèrement saillantes, un peu plus larges que les précédentes, avec une zone périphérique jaunâtre constituée par une matière jaunâtre concrétée. Ces dernières lésions datent de quatre jours;

ont débuté par une rougeur assez intense accompagnée de déman
geaisons ; au début éléments constitués par de petites cloques d'où
la pression faisait sortir de l'eau. Ces lésions seraient semblables,
au dire du malade, à celles pour lesquelles il a été soigné il y a trois
ans. Liséré plombique des gencives très net (Cataplasmes de fécule).

Le 23. — Les croûtes sont tombées. Elles ont laissé après elles des
ulcérations arrondies, rouges, régulières et très superficielles.

Le 25. — (Emplâtre de Vigo). Les ulcérations se réparent sans
qu'il se produise aucune nouvelle éruption.

2 octobre. — Guérison presque complète.

Le 14. — Le malade sort entièrement guéri.

OBSERVATION LXXXVII (PERSONNELLE)

Ecthyma disséminé. Ulcères de jambe.

Ulli..., Ernest, 52 ans, plombier, entre le 21 septembre 1884, salle
Bazin, n° 26.

Autrefois, excès alcooliques, semble boire aujourd'hui modéré-
ment. Pas de pituites le matin. Pas d'appétit depuis un an environ.
Aucun commémoratif syphilitique. Depuis trois ans, contrariétés.
Pas de misère. Début de l'éruption actuelle, il y a environ dix jours,
à la fesse.

Actuellement : sur les bras, aux fesses, aux membres inférieurs,
éruption discrète de plaques arrondies grandes comme des pièces
de vingt francs.

Au centre, croûte rougeâtre, ailleurs jaunâtre, recouvrant une
exulcération; autour, zone rouge entourée d'une collerette épidermique.

Au 1/3 inférieur de la jambe droite, à la face externe, œdème,
rougeur diffuse; peau chaude, empâtée; douloureuse, en ce point,
une ulcération irrégulièrement arrondie, à fond sanieux, grisâtre,
pultacé, présentant quelques petits décollements diverticulaires. Au-
dessus, une ulcération grande comme une pièce de 0,50 cent., beau-

coup moins profonde. En ce point, il y aurait eu un bouton analogue à ceux situés sur le reste du corps, et c'est après un choc contre les barreaux d'une échelle que la plaie s'est progressivement agrandie. A la jambe gauche, à la partie inférieure du 1/3 moyen, à la face externe, une ulcération superficielle, non bourgeonnante, à fond grisâtre, grande comme une pièce de deux francs, à bords non taillés à pic, ni décollés, avec à peine de rougeur autour. A la face postérieure du gras du mollet, une ulcération semblable, large comme une pièce de un franc (Cataplasmes).

26 décembre. — (Vigo).

Le 27. — L'ulcération de la jambe droite augmente (Bain alcalin). Ongles des orteils (surtout gros à droite), un peu épaissis, secs, cassants.

Le 29. — Exeat. Entièrement cicatrisé, peau encore un peu rouge et mince.

OBSERVATION LXXXVIII (PERSONNELLE)

Ecthyma gangréneux bénin d'une jambe variqueuse.

Lamb..., Martin, 60 ans, cocher de fiacre, entré le 29 octobre 1884, salle Bazin, n° 61.

En 1854, deux poulains qui n'ont pas suppuré. A cette époque, dit n'avoir pas eu de chancre, ni éruption, ni maux de gorge, ni maux de tête, mais il a été soigné à Clermont par les pilules de Ricord. Depuis cette époque, n'a jamais eu aucun accident. A eu des rhumatisme dans l'épaule. Nie l'alcoolisme. Aucun de ses parents n'avait de varices. N'a jamais eu de crampes dans les jambes, ni de fourmillements; depuis 20 ans, surtout en hiver, le pied droit est toujours chaud, tandis que le gauche se refroidit facilement; depuis 3 semaines seulement? pied droit enflé. Depuis près d'un mois, début à la face externe du tiers inférieur de la jambe; un petit bouton qu'il a écorché et qui peu à peu est devenu une ulcération; c'est seulement après que la jambe a gonflé et que l'ulcération s'est agrandie peu à peu.

Plusieurs boutons semblables se sont formés mais la plupart se sont cicatrisés et un seul au-dessus du premier s'est ulcéré. Actuellement : œdème notable du tiers inférieur de la jambe et du dos du pied ; sur le tiers inférieur de la face externe, au milieu d'une zone rouge, lisse, prurigineuse, ulcération un peu moins grande qu'une pièce de 5 fr ; le fond est recouvert d'une escarre molle d'un noir grisâtre, jaunâtre par places. Au-dessus, escarre analogue, grande comme une petite amande ; au-dessous, trois petites ulcérations détergées, cupuliformes, grandes comme des lentilles. Quand le malade est debout, les veines du pied se dilatent et le pied prend une teinte violacée ; une veine dilatée à la partie moyenne et supérieure du mollet ; nombreuses veinosités violacées. A gauche, quelques varices, mais moins de veinosités. Ongles normaux à gauche ; à droite, surtout celui au gros orteil, épaissis, secs et cassants. Pas de ganglions inguinaux. Sensibilité à l'épingle conservée sauf sur les ulcérations elles-mêmes. Sensibilité à la température altérée dans une zone notable autour de l'ulcération, surtout en dedans et en arrière d'elle. Là elle est émoussée et le malade commet des erreurs variées, surtout quand on fait succéder des impressions diverses (cataplasmes).

1er novembre. — Sur la face interne du tibia, à l'entrée du malade, existait un point noirâtre, pris pour une croûte sur une pustule d'ecthyma. Aujourd'hui on voit manifestement que c'est une escarre grande comme une lentille, entourée d'un sillon d'élimination autour duquel est une zone rouge. Le sillon devient très net également à l'escarre supérieure. La grande ulcération commence à se déterger. Couleur rosée, diffuse. Hier et avant-hier, un peu de malaise ; pas soif, bouche amère. Douleurs vives. Rien aux ganglions.

Le 6. — En dehors de la grande ulcération, vers la partie postérieure, une pustule un peu violacée. L'épiderme étant enlevé aux ciseaux, issue de sérosité purulente et au fond, point jaune, adhérent, mortifié et bourbillonneux.

Le 7. — Plusieurs pustules semblables à la face interne.

Le 8. — Le nombre des pustules a encore augmenté. En voie d'évolution ou de cicatrisation, il y en a une bonne vingtaine autour de l'ulcération principale. Toujours douleurs vives. C'est à peine si le malade supporte le poids du cataplasme. Les grandes ulcérations sont bien détergées. Forme régulièrement arrondie, bords encore à pic, le fond devient bien rougé (Iodoforme).

Le 11. — Bandelettes.

Le 21. — Amélioration sous l'influence de ce traitement.

2 décembre. — Tout est bourgeonnant. Deux petites phlyctènes au côté externe de l'ulcération.

Le 10. — Exeat. Ulcérations presque entièrement cicatrisées. Resté seulement une ulcération bourgeonnante grande comme une pièce de 20 cent. Au-dessus, taches violettes, à bords irréguliers.

Observation LXXXIX (Personnelle)

Ecthyma des mélassiers sur des membres inférieurs variqueux. Cicatrices ayant un aspect syphilitique. Syphilis ultérieure. Quelques placards d'eczéma sec.

Hœrt..., Georges, 31 ans, raffineur, entré le 28 février 1885, salle Michon, n° 14 (hôpital de la Pitié, service de M. le professeur Verneuil).

Entré pour un écrasement du pied. Puis tétanos, guéri par le chloral et la morphine (obs. publiée, par M. Verneuil, Bull. Soc. chir. 1885).

Mère morte à 66 ans, ne sait pas de quoi ; père vivant, 65 ans ne peut donner sur eux aucun antécédent. A quelquefois des crampes dans les mollets ; pas de fourmillements. Ne se connaît des varices que depuis deux ans ; à cette époque, rupture spontanée suivie d'hémorrhagie et un pharmacien lui a dit qu'il avait une varice crevée. Raffineur depuis 7 ans et employé à la mélasse travaille tout nu, à 50° de température, et est à peu près tous les deux jours dans la mélasse jusqu'à mi-cuisse. Il plonge aussi les membres supérieurs jusqu'à mi-bras.

Environ six mois après son entrée à la raffinerie, a commencé à avoir des *clous* aux jambes, n'en a jamais eu ailleurs et ne présente en effet aucune cicatrice sur le reste du corps. Les clous commencent par un petit point rouge, dur, douloureux qui grossit et suppure et dure huit à quinze jours. Au début, il a eu une éruption assez abondante qui l'a forcé à rester au repos pendant trois semaines. Depuis ce moment, a de temps à autre quelques boutons isolés.

Actuellement. Homme vigoureux, peau blanche et fine. Quand on découvre les membres inférieurs, on voit la sueur perler sur les pieds et les mollets. Poils et ongles normaux. Varices externes manifestes mais légères ; égales des deux côtés, portant surtout sur la saphène interne. Cicatrices arrondies, à fond lisse, luisant, un peu déprimé, blanc au centre, brun à la périphérie. Quelques-unes ne sont pas pigmentés. Ces cicatrices sont souples, exclusivement cutanées. Elles sont disséminées un peu sur toute la jambe, mais sont surtout nombreuses à la face antéro-interne. Elles sont en général isolées, en moyenne grandes comme une pièce de 0.20 cent. A la face interne du tibia gauche existe cependant une plaque cicatricielle occupant le tiers moyen de la jambe, souple également, à bord pigmenté limité par l'intersection d'une série d'arcs de cercle et ayant absolument l'aspect d'une ancienne lésion syphilitique mais cette plaque date de sept ans ; et le malade raconte qu'il a eu il y a trois ans un chancre à la verge pour lequel il a suivi à l'hôpital du Midi un traitement interne.

Porte aux mollets quelques plaques grandes comme de pièces de 2 fr. un peu saillantes, sèches, rugueuses ; couleur légèrement cuivrée ; desquamation furfuracée ; surface parsemée de petites saillies grosses comme des têtes d'épingles. Bords nets ; c'est un type de petits placards d'eczéma nummulaire.

OBSERVATION XC (PERSONNELLE)

Varices. Contusion de la jambe. — Ulcère consécutif ressemblant beaucoup à une gomme avec bourbillon gommeux. Guérison rapide par le traitement simple des ulcères de jambe.

Lecr...., Marie, 54 ans, marchande au panier, entrée le 21 octobre 1885, salle Lisfranc, n° 8 (Hôpital de la Pitié, service de M. Verneuil).

Ne donne pas de renseignements précis sur ses antécédents héréditaires. Famille de gens solides et secs. Mère morte de vieillesse. Ont été 7 enfants ; 1 mort de fièvre typhoïde. Les autres bien portants. Ne connaît personne dans sa famille ayant des varices. Bonne santé habituelle. Pas d'enfants. Tout le temps debout, montant des escaliers. Absolument aucun antécédent syphilitique ; aucune cicatrice ou autre lésion sur toute la surface du corps. Craquements dans les genoux. N'avait pas le pied enflé le soir avant l'accident qui l'amène à l'hôpital. Il y a 15 jours, chute dans un escalier. 3 écorchures à la jambe droite. Soignées par farine de riz et eau de son. Aggravation graduelle. Depuis 8 jours ne marche plus. Les deux plaies supérieures se sont bien guéries et à leur place il existe seulement aujourd'hui des cicatrices rosées. Mais l'inférieure s'est encore aggravée.

Actuellement : varices légères des deux jambes. Ecchymose du dos du pied droit.

A la jambe droite ulcération, siégeant au 1/3 inférieur de la face externe, vers la partie antérieure de cette face. Forme ovoïde à grand axe vertical, bords à pic, décollés, non frangés, peu amincis. Sous eux, surtout en bas et en dehors se prolonge un bourbillon jaunâtre, sanieux. Fond inégal, granuleux, à bourgeons pâles et mollasses. Objectivement, cette lésion ressemble tout à fait à une gomme. Ongle du gros orteil droit dévié en dehors, décollé, jaune et sec, incurvé en griffe vers la plante.

(Repos. Cataplasmes de fécule).

Deux jours après, l'ulcération est détergée ; les bords sont recollés. Au 4e jour, la pellicule cicatricielle apparaît sur les bords.

1er novembre. — L'ulcération bourgeonne fort bien et se rétrécit rapidement (Cuirasse de diachylon).

Le 4. — Exeat, sur sa demande. Il reste une plaie bourgeonnante grande comme une pièce de 2 fr.

OBSERVATION XCI (PERSONNELLE)

Phlébite d'une ampoule variqueuse. Ulcères arrondis à la partie inférieure de
la jambe.

Mil..., Jean, 23 ans, frappeur, entré le 17 septembre 1884, salle Bazin, nᵒ 69.

Aucun commémoratif syphilitique. Varices anciennes à gauche : actuellement, de ce côté, saphène interne dilatée, flexueuse.

Malade depuis environ cinq semaines.

Début au 1/3 inférieur de la face interne de la jambe gauche par une tache violacée sur laquelle est venu un bouton, puis une ulcération.

Puis après cela est venu au 1/3 supérieur de la face interne une tuméfaction rouge et douloureuse. Le malade raconte qu'auparavant il avait à ce niveau, depuis longtemps déjà, une petite tumeur molle, dépressible, semblable à une dilatation grosse comme une noisette qui existe actuellement à la cuisse gauche, sur le trajet de la saphène interne dilatée. Cette dernière bosselure est flasque, bleuâtre, et après l'avoir réduite, la pulpe du doigt sent un orifice arrondi.

Actuellement, œdème de la jambe gauche ; au 1/3 inférieur de la face interne, deux ulcérations arrondies, en entonnoir, à fond mamelonné et sanieux, une inférieure grande et une supérieure petite, séparées encore par un pont assez mince. Tout autour, zone rouge, épaissie et indurée. La tumeur supérieure est grosse comme une petite noix, fluctuante, rouge, douloureuse à la pression. Elle se prolonge, en haut, sur sa face profonde par une queue indurée, terminée en pointe ; plus loin encore se sent une veine dilatée et flexueuse dans laquelle on sent, à sa partie inférieure, une concrétion dure. La crête tibiale n'est pas bosselée, n'est pas douloureuse à la percussion. Rien aux ganglions inguinaux. Rien sur le reste du corps. Cheveux intacts Traité sans succès depuis cinq semaines par KI.

(Bandelettes sur les ulcères. Cataplasme sur l'abcès).

8 août. — Les ulcères sont entièrement cicatrisée. La bosselure supérieure n'est plus douloureuse.

8 septembre. — Exeat. Il porte un bas élastique et se lève depuis 15 jours. Les cicatrices tiennent bien. La bosselure est toujours nettement fluctuante et repose sur un fond induré ; mais cette zone indurée est moins large et la queue qui la prolongeait en haut est certainement plus courte et plus mince.

Observation XCII (Résumée) Karth.

Bes..., Césarine, 62 ans, femme de ménage, entrée le 30 novembre 1881, salle Ste-Foy, n° 10.

Varices depuis 10 ans, ulcère depuis 4 ans. Cicatrisé une fois, aggravé depuis 6 mois.

Vers la partie moyenne de la jambe droite, vaste ulcération irrégulière de 0,10 de diamètre, à fond blafard, irrégulier, recouvert d'un détritus grisâtre au milieu duquel le tibia paraît dénudé dans l'espace d'un centim. carré. Bords sanieux, comme taillés à l'emporte-pièce. Il y a un véritable phagédénisme.

Cicatrisé en 4 mois sans nécrose.

Observation XCIII (Personnelle)

Ulcère variqueux avec hernie musculaire. Syphilis ?

Vanderg..., Jean, 69 ans, ébéniste, entré le 17 septembre 1884, salle Bazin, n° 62.

Soigné déjà 2 fois avant la guerre pour des plaies à la jambe gauche. Avait le pied gonflé quand il marchait. Un ou deux mois après a commencé à avoir une ulcération à la malléole externe gauche. Huit jours après sa sortie, il commençait à avoir une récidive de l'ulcère et depuis ce temps, à ce niveau, formation d'une fistule qui conduit aujourd'hui sur un calcanéum dénudé. Peu de temps après ulcérations aux jambes précédées de démangeaisons ; quelques crampes dans les mollets. Pas de sueurs aux pieds. A toujours froid aux pieds l'hiver. Les ulcérations ont été tantôt s'améliorant quand il était au repos, tantôt s'aggravant quand il marchait.

Actuellement ignore qu'il a des varices ; mais à la face interne des deux pieds, taches formant un réticulun violacé. Sur le dos du pied pigmentations brunâtres. A la face interne du mollet quelques veinosités cutanées remontant vers la cuisse. Sur les 2/3 inférieurs des deux jambes, peau lisse, luisante, rouge par places, ailleurs plutôt violacée, présentant, surtout à droite, des exculcérations superficielles ; en outre, à droite, ulcérations irrégulières à bords taillés à pic, à fond grisâtre, non bourgeonnant ; à gauche au tiers moyen ulcération analogue ; mais surtout, au tiers inférieur, il y a une vaste ulcération occupant toute la face interne de la jambe, d'aspect analogue aux précédentes, mais un peu plus mamelonné, et on y voit une saillie volumineuse qui se contracte lorsque le malade fait exécuter des mouvevements au gros orteil. Ongles des gros orteils secs, bombés, noirâtres, à stries transversales, à cannelures longitudinales, décollés de leur lit et une traction légère a suffi pour arracher celui de droite. Tout l'avant-pied du côté gauche est abaissé. Sensibilité à l'épingle à peu près nulle dans les parties ulcérées et violacées, normale sur le dos du pied. Sensibilité au froid : Jambe droite quand on passe un verre sur la face interne, température nulle ; sur la face externe, température tiède. Sur toute la partie malade de la jambe gauche, ce n'est ni froid ni chaud ; pour la chaleur (cuiller) elle est à peu près perçue partout mais diminuée.

10 octobre. Ulcération supérieure de la jambe gauche cicatrisée. Au-dessus, poussée de rougeur avec quelques fissures et suintements abondant.

Le 15. — Poussée enrayée.

Le 21. — Amélioration par les bandelettes.

Le 28. — Entièrement cicatrisé depuis plus d'un mois. Marche mal, en boitant. Toujours même gêne des mouvements du pied dont la flexion est impossible.

11 mars. — Va à Bicêtre.

Observation XCIV (Mathieu)

Ulcère variqueux. Tibia dénudé.

Schul..., Constant, 65 ans, papetier, entré le 11 octobre 1882, salle Saint-Mathieu, n° 27.

Pas de maladie vénérienne. Varices depuis une trentaine d'années ; nombreuses varicosités bleuâtres superficielles aux jambes surtout aux pieds. Enflure des pieds depuis deux ans. Eczéma des jambes et ulcérations il y a deux ans (soigné par M. Guibout). Récidive rapide.

A l'entrée. Dermite ancienne aux deux jambes ; à droite placards eczémateux anciens et secs. Cicatrices blanchâtres arrondies, à gauche gonflement rouge et œdémateux des 2/3 inférieurs de la jambe. Peau luisante, exulcérée à la partie moyenne de la jambe ; au devant du tibia, profonde ulcération arrondie, du diamètre d'une pièce de 5 fr. Fond sanieux. Périoste dénudé. Début de l'ulcération, quinze jours. Inflammation plus intense depuis huit jours.

Soigné par les bains, les cataplasmes, puis le styrax.

Le 27 octobre tendance et l'exulcération au pourtour de l'ulcération (Bandelettes).

Le 19 novembre est amélioré. Mais poussée inflammatoire. Rougeur œdémateuse. Bulles de pemphigus à la partie supérieure.

Le 13 décembre. -- Exeat. Amélioration très marquée.

Observation XCV (Personnelle — Résumé)

Ulcère variqueux. Hernie musculaire.

Schlernitzau... (Théophile), 38 ans, garçon boucher, entré le 11 novembre 1885, salle Michon, n° 48 *bis* (Service de M. Verneuil).

A 16 ans, chancre à la verge, soigné au Midi, par le vin aromatique, sans médication interne. N'a eu depuis aucune manifestation qu'on puisse rapporter à la syphilis.

Varices depuis l'âge de 16 à 17 ans (hérédité paternelle), premier ulcère en 1878. Soigné par Broca à Necker (injections de perchlorure de fer dans les veines). 1 à 2 mois à guérir. En 1882, eczéma de la jambe (dit n'en avoir jamais eu ailleurs et actuellement n'en présente pas d'éléments). Soigné par cataplasmes de fécule. Pas d'ulcère.

Un autre ulcère en 1884. Jusque-là, jambe droite seule atteinte. Il y a 4 mois, il est venu des ulcères aux deux jambes. Aggravés surtout à droite. Des deux côtés, aux tiers inférieur, ulcères multiples, arrondis, grands comme des pièces de 50 centimes à 2 francs. Un d'entre eux, plus large, situé en dehors, à droite, laisse faire hernie aux péroniers latéraux (Cataplasmes, puis bandelettes).

Cicatrisation rapide à gauche.

Le 15 janvier, il reste encore à cicatriser la partie occupée par les péroniers latéraux.

Observation XCVI (Thibierge)

Ulcère de jambe récidivant (varices). — Syphilis ignorée. Autres lésions tertiaires.

Bou..., 53 ans, journalière, entre le 25 septembre 1882, salle Gibert, n° 28 (Service de M. Besnier).

A la suite d'une couche à l'âge de 21 ans, a commencé à avoir des varices bi-latérales. Pendant sa grossesse, a eu beaucoup de petits boutons sur les jambes et, peu après l'accouchement, trois ulcères. La malade assure n'avoir jamais eu d'autre éruption que celle qui occupait les membres inférieurs. Jamais d'éruption sur la vulve.

A l'entrée, sur la partie interne de la jambe gauche, une ulcération au niveau de la malléole. Une autre en dehors. Ces 2 ulcères, atones, à bords indurés, sont grands comme une pièce de 5 francs au moins. Cicatrices d'ulcères anciens sur les deux jambes. Signes fonctionnels et physiques, d'emphysème et de bronchite chronique. (Cataplasmes sur les ulcérations. Jp. Diacode).

1er octobre. — Les ulcérations de la jambe ne manifestent aucune tendance à la réparation. (Pansement au styrax).

Le 4. — Se plaint pour la première fois de douleurs de la partie gauche du pharynx ; datent de 3 ou 4 mois ; continues, mais un peu plus intenses la nuit. Rapporte de plus, qu'elle s'est aperçue d'une tuméfaction à la partie latérale gauche du cou. Sur la partie latérale gauche du pharynx, tuméfaction aplatie, allongée verticalement, occupant toute sa partie visible, ne dépassant pas en dedans la ligne médiane ; peu volumineuse ; le doigt y constate un certain degré de mollesse, sans fluctuation. Tuméfaction de la partie moyenne de la clavicule gauche ; volume d'un œuf, régulière, sans saillie à sa surface ; sa face supérieure située sur le prolongement de celle de la clavicule est presque absolument plane. Sa consistance est dure, absolument osseuse. Indolence à la pression, mais douleurs spontanées, plus vives le soir et la nuit que dans la journée. La malade s'en est aperçue il y a 5 ou 6 mois, après avoir éprouvé quelques douleurs à son niveau ; de plus, elle aurait eu il y a 3 à 4 mois, des « glandes » sur les parties latérales du cou, tantôt d'un côté, tantôt de l'autre, à la région susclaviculaire et à la nuque ; semble avoir eu à ce moment, des poux dans les cheveux. A consulté alors un médecin de Saint-Denis qui a prescrit KI ; en a pris pendant 15 jours seulement et les « glandes » avaient sensiblement diminué, mais la tuméfaction de la clavicule gauche, ne s'était pas modifiée d'une façon apparente. (KI, 4 gr.).

Le 10. — Les douleurs de gorge et de la clavicule gauche ont beaucoup diminué, elles sont surtout moins fortes la nuit. Les tuméfactions ne se sont pas sensiblement modifiées.

Le 13. — Diminution sensible dans le volume de la tuméfaction claviculaire.

Pendant le reste du mois d'octobre, la lésion claviculaire se modifie très lentement. Les ulcères de jambe diminuent très nettement d'étendue.

4 novembre. — La malade devient infirmière dans le service annexe de chroniques. Tuméfaction de la clavicule gauche réduite d'un tiers environ. Celle du pharynx a entièrement disparu. Les ulcérations de

la jambe sont en voie de réparation, mais cette réparation ne progresse que lentement à la périphérie et la partie centrale reste fongueuse et atone.

OBSERVATION XCVII (HARTMANN)

Syphilis probable. Infection remontant à un an. — Ulcération et cicatrices limitées aux membres inférieurs, qui sont variqueux.

Bern... (Léonie), 27 ans, domestique, entrée le 18 janvier 1884, salle Lugol, n° 5.

Père et mère morts (?) 2 frères bien portants. Pas d'antécédents strumeux. Pas de maladies graves. Bonne santé habituelle. Réglée à 12 ans et demi; les règles reviennent tous les 15 jours et durent 4 jours. Accouchement à terme, à 18 ans; l'enfant mort athrepsique à 15 jours. Varices depuis cette grossesse.

Pas d'antécédents spécifiques nets; cependant en mai 1883, abcès de la grande lèvre gauche, ayant duré deux mois environ. Presque immédiatement après, série de petits boutons croûteux, puis ulcéreux sur les deux membres inférieurs, surtout à gauche. Son médecin la cautérisait au nitrate d'argent et lui donnait en même temps du carbonate de soude et de l'arsenic, puis 40 pilules qui faisaient mal aux dents.

En 5 semaines, les plaies étaient guéries, sauf une au niveau de la jambe droite. Alors KI, sans succès. Juin, juillet, août et septembre alitée. L'ulcère de la jambe droite avait diminué jusqu'à ne plus représenter qu'une pièce d'un centime. La malade se leva alors, se remit en place et l'ulcère recommença à s'étendre.

18 *juin*. — A la partie interne et postérieure de la jambe droite, immédiatement au-dessous du mollet, ulcère de forme irrégulièrement quadrilatère à fond plat, déprimé, non bourgeonnant, rouge sanieux, ne donnant qu'un suintement peu abondant qui se concrète en croûtes brunâtres. Les bords sont un peu surélevés, irréguliers par places, nettement taillés et même décollés en quelques endroits.

Toute la périphérie de l'ulcération est entourée d'une zone enflammée, tuméfiée, un peu rosée, douloureuse à la pression.

Sur presque toute la jambe, grand nombre de cicatrices, cohérentes en quelques points, arrondies, de dimensions variant d'une lentille à une pièce d'un franc ; les plus petites, simples taches pigmentaires brunes, les plus grandes un peu déprimées, blanches et inégales dans leur plus grande partie entourées d'une zone pigmentée, brune. Plusieurs groupes de cicatrices, un à la partie supérieure de la région antérieure de la jambe ; un à la région postérieure ; un au niveau de la malléole externe ; dans ce dernier encore, quelques points croûteux.

A gauche. — Cicatrices analogues, dont un groupe immédiatement au-dessous de la rotule. Pas d'ulcération. A la cuisse, de la partie interne du genou à la partie moyenne de la cuisse, cicatrices analogues placées sur le trajet de la saphène interne. — Des deux côtés, nombreuses veines variqueuses avec phlébolithes et varicosités. Rien dans la bouche ni dans la gorge ; rien sur le reste du corps. Dort bien. Ni sucre ni albumine (Cataplasmes. Bandelettes. 4e degré. — KI, 1 gr.).

30 juin. — A la partie moyenne de la face interne de la jambe droite est apparu le 27, un bouton qui, hier, a grossi brusquement en une demi-heure ; bouton un peu plus petit qu'une pièce de 0,20, saillant de 5 millim. environ, à contour un peu irrégulièrement arrondi ; constitué par un soulèvement épidermique sous lequel existe une collection de pus roussâtre ; un peu d'induration sous-jacente. Ce bouton est situé à trois travers au-dessus des bandelettes sans rapport avec elles.

La malade dit n'avoir jamais constaté un pareil mode de début pour ses ulcérations. Ordinairement, c'est de petites nodosités dures qui s'ulcèrent (Cataplasmes).

1er juillet. — Une légère exulcération du tissu cicatriciel (Pas de bandelettes. Crayon de nitrate d'argent).

Le 4. — Bandelettes.

Le 30. — Exeat. — Entièrement cicatrisée depuis cinq jours.

Observation XCVIII (Personnelle)

Ulcère variqueux siégeant en arrière.

Hiol... (Eugénie), 36 ans, blanchisseuse, entrée le 30 juillet 1884, salle Lugol, n° 1.

Réglée à 14 ans, toujours régulièrement. Premier enfant à 16 ans. Depuis, a des varices au membre inférieur gauche. A eu 4 enfants. Ne semble pas syphilitique. N'a jamais eu de maladie autre que l'actuelle. Depuis une douzaine d'années, jambe gauche presque constamment enflée ; à cette époque, un bouton qu'elle a écorché et qui a progressé pour former un ulcère. Soignée plusieurs fois depuis, n'a jamais attendu une cicatrisation complète.

A la face postérieure de la jambe gauche, vaste ulcère occupant le tiers inférieur de la jambe ; ses bords sont irréguliers, taillés à pic, entourés d'une zone rouge infiltrée et épaissie. Dans toute cette zone rouge ainsi que dans le fond de l'ulcère, sensibilité nulle. Dans les parties, plus périphériques elle est diminuée. Fond de l'ulcère inégal, vallonné, par places, rouge, jaunâtre, ne bourgeonnant point. Il est fortement creusé. Quelques varices superficielles au pied et à la jambe ; pas à la cuisse. (Cataplasmes).

9 août. — Bandelettes tous les 3 jours.

Le 23. — Se cicatrise. Bords de niveau avec le fond de l'ulcère, dont la partie centrale est exubérante. (Crayon de nitrate d'argent).

13 septembre. — Exeat sur sa demande. Il reste une ulcération bourgeonnante, large comme une pièce de 2 fr. Les bords sont de niveau.

Observation XCIX (Personnelle)

Ulcères variqueux multiples.

Rouc..., Baptiste, 50 ans, valet de chambre, entré le 22 octobre 1884, salle Bazin, n° 39.

Une blennorrhagie étant jeune. Ne semble pas syphilitique ; douleurs vagues dans les genoux et les épaules. Sa mère avait des varices. Toujours debout, ne s'est aperçu de ses varices qu'il y a 5 ou 6 ans, à la partie supéro-interne de la jambe ; elles ont augmenté peu à peu. Pas sujet auparavant aux crampes, aux fourmillements. Peu de temps après, il a remarqué que ses jambes enflaient un peu le soir, principalement à gauche. Du côté gauche, à la jambe, la peau est devenue d'un brun un peu violacé, indurée, raide, constamment gonflée. Il y aura 2 ans au mois de janvier prochain, s'est donné un coup. A ce moment n'a pas eu de plaie, mais il s'est gratté à cet endroit ; il est survenu de petits boutons, puis une ulcération. Depuis cette époque a constamment la jambe gauche ulcérée.

Actuellement : OEdème notable de la jambe gauche ; au niveau des deux quarts moyens, la peau est, sauf en arrière, d'un rouge un peu violacé elle est indurée, épaissie, ne peut plus se plisser ; par places squameuses, ailleurs luisante. En outre, sur cette peau, 7 ou 8 ulcérations à bords taillés à pic, à fond sanieux, grisâtre, non bourgeonnant. Sur le dos du pied, aux régions malléolaires nombreuses veinosités violacées, nombreuses bosselures serpentines sur tout le trajet de la saphène interne du tiers supérieur de la jambe au tiers inférieur de la cuisse. Gros paquet variqueux devant la rotule. A la cuisse, pigmentation linéaire légère sur le trajet de la saphène interne dilatée. A droite, un peu d'œdème, quelques veinosités ; quelques bosselures siègent aussi sur la saphène interne au niveau de laquelle à la cuisse, il y a aussi une légère pigmentation linéaire. Sensibilité à l'épingle et à la température normale à droite. A l'épingle, à gauche, nulle au fond des ulcères, certainement obnibulée dans une légère zône autour d'eux ; à la température manifestement diminuée, mais pas de perversion. Quelques varices scrotales.

28 octobre. — Les ulcérations sont très détergées. Fond bourgeonnant.

Le 31. — Les bandelettes n'ont produit aucune irritation de la peau qui entoure les ulcères.

2 novembre. — Meilleure apparence, toutefois encore un peu de rou-

geur et de chaleur. Suspension des bandelettes pendant quelques jours.

6 décembre. — Exeat. Cicatrisé.

OBSERVATION C (PERSONNELLE)

Ulcère variqueux phlyctène.

Grosbe..., Marie, 41 ans, cuisinière, entrée le 3 décembre 1884, salle Lugol, n° 11.

Réglée à 18 ans, toujours régulièrement, trois enfants. Le premier a 22 ans et le dernier 12. Tous les trois bien portants. Pas de fausses couches. Ne semble pas syphilitique. Rhumatisme articulaire, il y a treize ans. Sa mère a des varices. A des varices depuis sa seconde couche, il y a dix-sept ans. Depuis a eu, surtout, dans la jambe droite, des crampes et des fourmillements et en a encore. Les varices ont augmenté peu à peu, surtout depuis huit ans, qu'elle est cuisinière à Paris.

Il y a quatre ans, soignée chez M. Guibout, pour ulcère de jambe; guéri en trois mois. Ulcère précédé de coloration violette de la jambe. Nouvel ulcère, il y a un an, soigné à St-Antoine. Renvoyée au Vésinet, incomplètement cicatrisée et depuis il est toujours resté une petite plaie. Aggravation, il y a environ cinq mois.

Actuellement : Demi-circonférence interne de la 1/2 inférieure de la jambe indurée, lisse, tendue, luisante, infiltrée. Ulcération irrégulière, grande comme une pièce de cinq francs, à bords à pic, à fond mamelonné. Quelques phlyctènes vers le bord supérieur de la plaque violacée.

Varices volumineuses sur les deux saphènes et sur le dos du pied. Grosse ampoule à la partie postérieure de la face interne au genou, coloration noirâtre, surtout au tiers inférieur de la cuisse et au tiers supérieur de la jambe, sur des flexuosités variqueuses. Pas grand chose de visible à la jambe gauche. Quelques fourmillements, quelques crampes. Crampes vives à droite. Ongles un peu jaunes, secs, cassants, cannelés, semblables des deux côtés. Système pileux normal. Un peu d'œdème de la malléole, le soir à gauche.

4 décembre. — La sueur perle sur la partie violacée et le dos du pied. Pas de troubles de la sensibilité.

Le 12. — Bandelettes. Crayon.

Le 19. — Ulcère franchement bourgeonnant.

Le 27. — Un seul ulcère, grand comme une lentille.

7 janvier 1885. Guérison complète. *Exeat*.

OBSERVATION CI (Obédenare)

Varices. Phlyctènes. Ulcérations.

Renaud..., Victor, 44 ans, albâtrier, entré le 15 septembre 1865, salle St-Louis, n° 27.

Antécédents. — Toujours bien portant, n'a souffert que des accidents actuels. Depuis quelques temps, de vifs chagrins et contrariétés; n'a pas manqué d'ouvrage, dit se bien nourrir. Croit que ses varices datent de l'âge de 25 ou 26 ans. L'année dernière, ulcère à la jambe gauche qui a duré sept mois. Il y a deux mois, ulcère sur la face interne de la jambe droite.

Le 11 septembre. Démangeaisons, rougeur de la plante du pied droit, puis de petits boutons et enfin de petites cloques jaunâtres. Après son arrivée à l'hôpital. s'est aperçu de glandes dans l'aine.

Etat actuel. — Varices étendues même jusqu'aux capillaires dans les deux membres inférieurs. Sur la face interne de la jambe droite, un ulcère ayant 3 centim. sur 4 centim. 1/2; fond rouge, un peu purulent, bords coupés nettement, d'un bleu grisâtre, s'approchant du violacé. Autour de l'ulcère, peau rouge, violacée, luisante, tendue, épaissie. Sur la plante des pieds et sur la région malléolaire interne, grand nombre de phlyctènes purulentes, de forme irrégulière, se touchant par leurs bords, de manière à former une surface jaune, large et qui est parsemée d'espaces de peau saine; on dirait un carte géographique représentant un archipel. Sur la face dorsale de gros orteil, petites saillies jaunes qui paraissent formées par l'épiderme soulevé par une sérosité. A la partie supérieure et interne de la cuisse, 4 ou 5 ganglions notablement tuméfiés, indurés, douloureux; mais mobiles sous la peau, sans changement de coloration des téguments. Pas de traînées rouges le long de la face interne de la cuisse. Santé parfaite pour le reste.

Le 18. — Les vésicules pustuleuses se sont vidées, l'épiderme s'est enlevé.

Le 21. — L'épiderme s'est presque refait, les bords de l'ulcère ne sont presque plus saillants, le fond est formé d'une peau rouge, marche vers la cicatrisation (nitrate d'argent, bandelettes).

Le 23. — Mieux.

15 octobre. — Cicatrisation complète.

Le 20. — Exeat.

INDEX BIBLIOGRAPHIQUE

ANDRAL (G.). — Précis d'Anat. Path. 1829, T I, p. 190.

ARNOZAN. — Varices consécutives à une phlébite. Journ. de méd. de Bordeaux, 1881-82. — T. XI, p. 585 (Soc. méd et chir., 2 juin 1882. Comptes rendus, p. 255-260).

ARNOZAN et BOURSIER. — Examen histologique d'un ulcère variqueux; lésions artérielles. Soc. An. et Phys. de Bordeaux, 5 décembre 1882. Journ. méd. Bordeaux, 1883-84, XIII, p. 109.

— Ulcère de jambe de cause accidentelle chez un athéromateux; autopsie; lésions vasculaires et nerveuses. Soc. An. et phys. Bordeaux, 5 février 1884, in Journ. méd. Bordeaux, 1883-84. T. XIII, p. 607, 609.

AUZILHON (J.). — Introduction à l'étude de l'ulcère simple. — Mémoire couronné par la Soc. méd. et ch. prat. de Montpellier. Paris-Montpellier, 1869.

BAZIN. — Leçons théoriques et cliniques sur les affections génériques de la peau. — Paris, T. I, 1862. — T. II, 1865.

— Leçons théoriques et pratiques sur les affections cutanées artificielles. Paris, 1862.

— Leçons théoriques et cliniques sur la syphilis et les syphilides. Paris, 1866. 2ᵉ éd.

— Leçons théoriques et cliniques sur les affections cutanées de nature arthritique et dartreuse. Paris, 1860. 1ʳᵉ éd.

BESIADECKI. — Beitrage fur phys. und. path. Anatomie der Haut. Sitzungsbericht d. K. akad, des Wissenschaften. Bd. LVI. Abt. II, 1867. Heft I bis V.

BÉTHUNE (G.-A.). — Eczema and its relations; a rambing sketch. Boston m. and Surg. J. 1880. CIII, 127, 131.

BILLROTH. — Eléments de pathol. chir. gen. trad. par Culmann et Sengel, 1868.

BONNIN (Ch.-P.-André). — De l'eczéma en général et de ses complications. Th. Paris, 1876, n° 488.

Bouteiller (G.). — Du traitement de l'eczéma variqueux. — Mouvement médical. Paris, 1867, p. 591.

Boyer. — Traité des maladies chirurgicales. Paris, 1814. T. II, p. 243 : des varices; T. II, p. 365 : des ulcères.

Brioux (H.-E.-F.). — Essai sur la phlébectasie et sur une nouvelle méthode curative des varices et du varicocèle. Th. Paris, 1836, n° 282.

Bruce Clarke. — Clinical notes of some cases on M. Savory's Wards. St-Barth. hosp. Rep. 1879, p. 270-272.

Bulkley (L.-D). — Clinical conversations on diseases of the skin. — Reported by R. Campbell. — Arch. of Dermatology. New-York, 1877. T III, p. 327.

Bulkley (L. D.). — Are Eczema and psoriasis local diseases or are they manifestations of constitutionnal disorders. International medical Congress of Philadelphia 1876. Section of dermat. and syph. d'après analyse de Arch. of dermat. 1877. T. III, p. 32.

Bulkley (L.-D.). — Clinical conversations on diseases of the skin — Reported by R. Campbell — Arch. of. Dermat. III, 1877, p. 26.

Bulkley (L. D.). — On the use of the solid rubber bandage in the treatment of eczema and ulcers of the leg. (Mém. lu devant Soc. méd. du New Hampshire, 19 juin 1878). Arch. of. derm. Juillet 1878, IV, p. 193.

Bulkley (L.-D.). — On the nomenclature and classification of diseases of the skin with remarks upon that recently adopted by the american dermatological Association. Arch. of dermat. 1879, p. 136.

Bulkley. — Eczema and its management. 2e éd. New-York, p. 227.

Caron (C. A. Edmond). — Du traitement des varices par les injections de perchlorure de fer. Th. Paris, 1856, p. 71.

Cartaz. — Ulcères des jambes chez les albuminuriques. (Soc. cl. Paris, 1877. T. I, p. 29.

Cazenave et Schedel. — Abrégé pratique des maladies de la peau. 3e édit. Paris, 1838.

Chambard. — Eczéma. — Dict. Encycl. des sc. méd. 1re série. T. XXXII, p. 549.

Chassaignac. — Résultats obtenus à l'hôpital St-Antoine par l'injection de perchlorure de fer dans les veines variqueuses. — Gaz. Heb. méd. et chir. Paris, 1853-54. T. I, p. 401.

CLAIS (Ernest-Aug.). — Etude sur quelques troubles trophiques consécutifs aux ulcères variqueux. Th. Paris, 1881, n° 328.

CLERC (Eugène). — Traitement des varices et des ulcères variqueux des membres inférieurs par les caustiques. — Th. Paris, 1841, n° 205.

COCHRANE (John). — Cure of an ulcerated Leg. of fully thirteen years standing. Brit. med. Journal. Londres. 1877. 13 janvier, I, p. 40.

CORNIL. — Sur l'anatomie pathologique des veines variqueuses. Arch. phys. T. IV, p. 602-612. Paris, 1872.

COURTY (de Montpellier). — Du traitement des ulcères désignés communément sous le nom de vieilles plaies des jambes. — Journ. de Thér. (de Gubler) 1880. T. VII, p. 401.

COWEN (Philip.). — On a new method of treating ulcers. Lancet. Londres. 16 nov. 1872. — T. II, p. 705.

COYNE (P.). — Des syphilides pigmentaires et de leur mode de formation. — Gaz Hebd. des sc. méd. Bordeaux, oct. 1880. I, 243.

CRUVEILHIER (G.). — Traité d'anatomie pathologique générale. — T. I, 1849, p. 179. Des solutions de continuité par ulcération. T. II, 1852, p. 802. — Des varices.

CRUVEILHIER (J.). Essai sur l'anatomie pathologique en général. — Paris, 1816. T. II, p. 69.

DELMONT. — Des varices des membres inférieurs. Th. Paris, 1869. — n° 151.

DELPECH. — Précis élémentaire des maladies réputées chirurgicales, 1816, t. III, p. 251 et 590.

DERUELLE (Léon). — Essai sur l'eczéma. Th. Paris. 1871, n° 115.

DESPRÈS. — Lymphangite survenant dans le cours d'un eczéma des mains. — Lec. clin. rec. par Brunon. Gaz. Hop. Paris, 1883, p. 690.

DESPRÈS (A.). — Traité théorique et pratique de la syphilis en infection purulente syphilitique. Paris, 1873.

DEVERGIE. — Application des bandages dextrinés au traitement de l'eczéma. — Bull. gén. thérap. 1846 T. XXX, p. 178.

DEVERGIE. — Traité pratique des maladies de la peau. 2ᵉ Ed. 1857. Paris, p. 231.

DRYSDALE (Ch.-R.). — Hints about tertiary syphilis. Arch. of. Dermat., 1874-75, I, 23.

DUBOIS (A.-Henri). — De l'Eczéma. Th. Paris. 1861, n° 84.

DUHRING (Louis-A.). — On the treatment of eczema rubrum by

means of Glycerole of the subacetate of lead. Philad. méd. times. 1878. 3 août VIII, p. 509.

DUHRING (Louis.-A.). — Traité pratique des maladies de la peau. — Traduit et annoté sur la 2e Edition par Barthélémy et Colson. Paris, 1883.

FOLLIN. — Traité élémentaire de pathologie externe. T. I, p. 121. — Ulcères. T. II. p. 547 — Varices.

FONTAINE (V.). — Notice sur l'ulcère simple des jambes et sur son traitement, Th. Lille. 1879, n° 8.

FORSTER (J.-Cooper). — Clinical records Guy's hosp. Rep. 1873. 3e Série, XVIII, p. 32.

FOURNIER. — Leçons sur la syphilis, étudiée plus particulièrement chez la femme. — Paris, 1881.

FOX. — The treatment of eczema and ulcers of the leg by an elastic tubular bandage. Amer. Dermat. assoc., 3e session an. New-York. Comptes rendus. Arch. of Dermat. 1879, p. 375.

GAUDARD (Raoul). — Etude critique sur l'ulcère variqueux et son traitement. Th. Paris, 1872, n° 249.

GAUTIER (Arthur). — Des varices profondes des membres inférieurs, de leurs signes et des accidents qu'elles peuvent déterminer. Th. Paris, 1884, n° 351.

GAUVIN (P.). — Etude sur l'étiologie des ulcères de jambe. — Th. Paris, 1883, n° 54.

GAY (John). — On varicose ulcer and its treatment. — Lancet. Londres, 1878, I, 928.

GENDRIN (A.-N.). — Observations sur le danger des hémorrhagies produites par la rupture des varices des extrémités inférieures. Journ. gén. de méd. de chirurg. et de pharm. T. C. p. 198, Paris, 1827.

— Nouvelles observations sur etc... ibid. CII, p. 61, 1828.

GERDY. — Chirurgie pratique. Paris, 1852, T. II, p. 512.

GILLES DE LA TOURETTE. — De la guérison des grands ulcères de jambes par les pulvérisations phéniquées. Rev. chir., 1886.

GILSON (H). — Ulcération. Ulcères. Nouv. Dict. de méd et de chir. pratiques, XXXVII, p. 41, 1885. Paris.

GOLDING BIRD. — Contructive inflammation and ulcers (Guy's Hosp. Rep. 1879, 3e série. T. XXIV, p. 255.

HARDY. — Ecthyma. Nouv. Dict. méd. et chir prat.

— Eczéma. Nouv. Dict. de méd. et chir. prat.

HARDY. — Leçons sur les maladies de la peau, 1re partie, 1860 (Red. par Moysant. Eczéma). 2e partie, 1863 (réc. par A. Garnier).

HARTMANN. — Syphilis et purpura. (Soc.cl. 1884. Fr. Méd., 1884. II, p. 999.

HASSAN. (R). — Des varices des membres inférieurs et de leur coïncidence fréquente avec les dilatations veineuses du système de la veine porte. Th. Paris, 1877, n° 377.

HEBRA. — Traité des maladies de la peau. Trad. Doyon. Paris. 1869.

HÉVIN (P.). — Cours de path. et de thér. chirurg. 3e Edit. Paris, 1793. T. II, p. 178.

HODGEN (JOHN). — Article *Ulcère* in Encycl. intern. de chir. publ. sous la dir. de J. Ashurst. T. II, p. 705. Paris, 1883.

HODGSON. — Traité des maladies des artères et des veines. Trad. Breschet. Paris, 1816.

HOWSE (H.-G). — Eczema squamosum (var Hystrix) of leg associated with elephantiasis, from long continued congestion due to backward dislocation of the knee joint. Trans.path. soc. London 1879. XXX, p. 454, 458.

ISRAEL (James). — Bericht ueber die chirurgische Abtheilung der jüdischen Krankenhauses zu Berlin für den Zeitraum vom 1 Januar 1873 bis, 1 oct. 1875, Arch. de Langenbeck, 1877. T. XX, p. 283.

JAMIESON (W. Allan). — On ulcers and eczema of the lower Limb. Lec. d'introd. au cours des malad. de la peau à l'Ec. de Méd. d'Edimbourg. Edimb. Med. Journ., 1881-82. T. XXVII, 2e partie, p. 1056.

JOUSSEAUME (C.-A. Elie). — Des varices. Th. Paris. 1852, n° 56.

KAPOSI. — Leçons sur les maladies de la peau (Trad. Besnier et Doyon).

KLOCZEWSKI (A.). — De l'eczéma, Th. Paris, 1856, n° 141.

KOENIG.— (de Gœttingue) Handbuch der specielle chirurgie. T. II, 1879 (d'après th Schreider)

LAFAGE (Eugène). — Essai sur les ulcères variqueux et leur traitement. Th. Paris 1868, n° 37.

LAFAYE (Louis). — Du traitement des ulcères de jambe par l'incision circonférentielle. Th. Paris, 1875, n° 435.

LANGLOIS (A. M.). — Quelques considérations sur la peau et les muqueuses au sujet de l'eczéma. Th. Paris, 1872, n° 110.

LEDENTU. — Soc. chir., 1873 — Bull. 3e série, p. 485.

Lesguillons (J.). — Des varices qui se développent sous l'influence de la grossesse. Th. Paris, 1869.

Leveillé. — Nouvelle doctrine chirurgicale. Paris, 1812.

Liston. — Eléments of surgery. I, 265, On ulcers or Breaches o. continuity in the soft parts of the Body, with secretion of purulent on other fluid.

Lorimy (G). — Des ulcères et en particulier des ulcères syphilitiques siégeant aux membres inférieurs. Th. Paris, 1876, n° 376.

Lorry. — Tractatus de morbis Cutaneis. Paris, 1777, p. 48 et 665.

Ludwig (J. M.) (de Pontresina). — Ulcère variqueux combiné avec syphilides cutanées. Corr. Bl. f. Schweiz. Aerzte, 1877, n° 12, p. 366.

Marcano. — Sur les ulcères de jambes entretenus par une affection du cœur. Soc. an. 1874, p. 691.

Martin (H. A.) Surgical uses of the strong elastic bandage other than hemostatic, Transact, am. med. ass., t. XXVIII p. 589. Philadelphie 1877.

Du même. — Treatment of ulcers of the leg. by pure rubber bandage. Lancet. Londres, 1879. I. 839.

Martin (Hipp.) — De la scrofule. Rapports anatomiques et cliniques de la scrofulose avec la tuberculose. Rev. méd. IV, p. 773-808. Paris, 1884.

Mason (Fr). — Clinical lecture on ulcers Lancet. Londres. 1877. II, 381.

Maunder. — Note en tertiary sores. London Hosp. Rep., 1865. II, p. 228.

Michaud (J. F. M.). — Etude sur le traitement curatif des varices. Th. Paris, 1876, n° 255.

Mirpied. — Des ulcères syphilitiques du membre inférieur et en particulier de l'ulcus elevatum tertiaire. Th. Paris, 1882, n° 222.

Mook (M.-C.). — Contribution à l'étude de l'anat. path. et du trait. de l'eczéma. Th. Paris 1880, n° 61.

Moore (J.-W.). — Mechanical hyperœmia of organs. — Proceedings of the path. soc. of. Dublin. — The Dublin j. of. m. sc. 1878. Juin LXV, p. 544.

Moreau. — Etiologie des varices. — Th. Paris, 1877.

Morgagni. — De sedibus. — Trad. Destouet, 1837. — (Encycl. des sc. méd.) Lettre IV, n° 35. Lettre LV, n°s 13 et suiv.

Muselier. — Etude sur la valeur séméiologique de l'ecthyma. — Th. Paris, 1876, n° 130.

NEELSEN. — Les varices du système de la veine porte. — Berl. Klin Woch. 1879, nᵒˢ 30 et 31.

NÉLATON. — Eléments de Path. chir. T. I, p. 330 et 516.

NEPVEU. — De quelques variétés rares de l'ulcère syphilitique des jambes. Rev. chir. 1884, p. 216.

PAGET. — Leçons de clinique chirurgicale, trad. par L.-H. Petit. Paris, 1877, p. 43.

PALENC. — De l'ulcère simple et de l'opportunité de sa guérison. Th. Montpellier, 1867. T. 256, nᵒ 39.

PETIT (J.-L.). — Traité des maladies chirurg. et des opérations qui leur conviennent. (Ouvrage posthume de J.-L. Petit, mis au jour par Lesne. Bibl. chirurg. Auteurs français. I, Œuvres complètes de J.-L. Petit. 1837, p. 505.

PICARD (A.). — Etude clinique sur l'ulcère variqueux et de ses divers traitements. Th. Paris, 1873, nᵒ 11.

PICARD. — De l'eczéma en général et de ses complications pulmonaires. Th. Paris, 1878, nᵒ 333.

QUENU. — Etude sur la pathogénie des ulcères variqueux. — Rev. chir. 1882. T. I, p. 877.

RADOUAN (Mohammed). — Etude théorique et pratique sur l'eczéma. — Th. Paris, 1875, nᵒ 21.

RAYER (P.). — Traité théorique et pratique des maladies de la peau. T. I, Paris, 1835.

RECLUS. — Des hyperostoses consécutives aux ulcères rebelles de la jambe. Progrès méd. 1879, p. 995.

RENAULT (A.). — Essai sur l'influence de l'alcoolisme dans le développement de plusieurs groupes d'affections cutanées. Th. Paris, 1874.

RIENZI. — Contribution à l'étude des varices. Giorn. intern. dell. sc. méd., 1882 (d'après Gilson).

RICHERAND (A). — Nosographie chirurg., an XIII (1805). T. I, p. 106.

DE ROMMILLY (E. B.). — De l'Eczéma. Th. Paris, 1855, nᵒ 56.

SACRESTE. — Note sur le traitement de l'eczéma et des ulcères variqueux par la compression au moyen des bandes de caoutchouc. Bull. méd. du Nord, juin 1885. T. XXIV, p. 266.

SCHREIDER (Michel). — Contribution à l'étude de la pathogénie des ulcères idiopathiques de la jambe. Th. Paris, 1883.

SCHWARTZ. — Varices, in art. Veines. Nouv. Dict. méd. et chir. prat. 1885. T. XXXVIII, p. 737.

Séjournet (J.). — Etude des modifications de la sensibilité thermique dans les ulcères variqueux. — Th. Paris 1877, n° 327.

Shearar (F). — Case of eczéma follow ngthe course of the smoll sciatic and short saphenous nerves. Glasgow med. J. T. XXIII, 1885. T I, p. 81.

Sirus Pirondi. — Sur les varices profondes. Lettre à Verneuil. Gaz. hebd. méd. et chir. 1861, p. 532.

Spender (J.C.) Observations on the causes and treatment of the ulcerous diseases of the Leg. Londres, 1835. (Bibl. de la Faculté, n° 37,245).

Spender (J. Kent). — On some points in the surgical and medical treatment of chronic ulcers of the Leg. — Lancet, 3 mai 1873. I, 623.

Staes-Brame. — Des courants continus dans le traitement des ulcères et en particulier des ulcères atoniques. Bull. méd. Nord. 1877. XVI, n° 4; An, Gaz. des hôp. 1877, p. 965.

Terrier (Jamain et). — Manuel de pathologie chirurgicale. 3e Ed. 1877. T. I, p. 181 et 508-517.

Thiebaux (Ch.-E.). — Essai sur le traitement des varices des membres inférieurs. — Th. Paris, 1854, n° 255.

Trastour. — De l'utilité d'un traitement interne par l'iodure de potassium dans les ulcères de jambe. — J. de la Soc. Acad. de la Loire-Inf., XXXIV. Anal. Gaz. hebd. méd. et chir., 1858, p. 861.

Verneuil. — Du siège réel et primitif des varices des membres inférieurs (Commun. Acad. de Méd.). — Gaz. Hebd. méd. et chir., 1855, II, p. 811, et Gaz. med. Paris, 1855, p. 524.

— Note sur les varices profondes de la jambe envisagées au point de vue clinique : symptomatologie, diagnostic et traitement de cette affection. — Gaz. hebd. de méd. et chir. 1861, p. 428, 446.

— Note sur l'ulcus elevatum tertiaire. — Gaz. Hebd. med. et chir. Paris, 1877. 10 janvier, p. 39.

Vidal (de Cassis). — Traité de Path. ext. T. I, p. 421, t. II, p. 105.

Vulpian. — Gaz. Hôp., 1883. — 20 Janvier, p. 58.

Waterhouse. — Notes on M. Hutchinson's clinic. — Med. Times and Gaz., 1878. I, 59.

White (James-C.) — A contribution to the study of the œtiology of skin diseases. Read at the meeting of the Amer. dermat. assoc.

at New-York, 28 Août 1878. Boston med. and Surg. journ., oct. 1879. T. CI, p. 571.

WHITELEGGE (B. A.). — Treatment of ulcers with large and slowly separating central sloughs. Med. Press. and circ. Londres, 1883, n. s. XXXV, p. 249.

YANDELL. — The Etiology of cutaneous diseases. Amer. Dermat. Assoc. 1877. 1re session. New-York. Comptes-rendus d. Arch. of Dermat. 1878, p. 67.